Zwischen imperialem und persönlichem Anspruch

Mabuse-Verlag

Wissenschaft 133

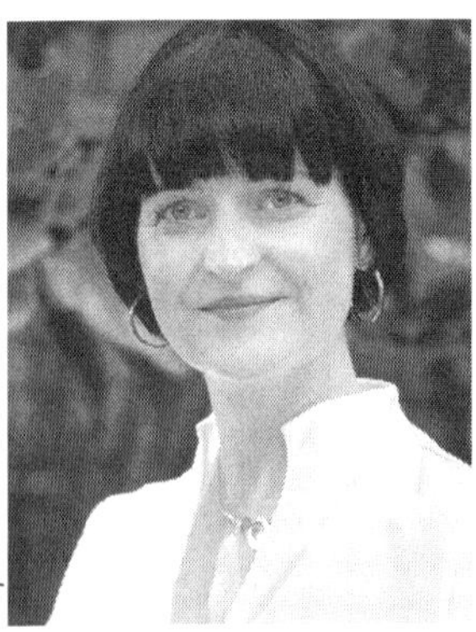

© privat

Anne Roeske, geb. 1982, ist Kulturwissenschaftlerin und Historikerin. Seit 2024 arbeitet sie in Lusaka als Referentin für die Kooperation mit Sambia für das Bundesministerium für wirtschaftliche Zusammenarbeit und Entwicklung an der Deutschen Botschaft.

Anne Roeske

Zwischen imperialem und persönlichem Anspruch

Der „Deutsche Frauenverein für Krankenpflege in den Kolonien" in Deutsch-Südwestafrika

Mabuse-Verlag
Frankfurt am Main

Bibliografische Information der Deutschen Nationalbibliothek

Die Deutsche Nationalbibliothek verzeichnet diese Publikation in der Deutschen Nationalbibliografie; detaillierte bibliografische Daten sind im Internet über http://dnb.dnb.de abrufbar.

Informationen zu unserem gesamten Programm, unseren Autor:innen und zum Verlag finden Sie unter: www.mabuse-verlag.de.

Wenn Sie unseren Newsletter zu aktuellen Neuerscheinungen und anderen Neuigkeiten abonnieren möchten, schicken Sie einfach eine E-Mail mit dem Vermerk „Newsletter" an: online@mabuse-verlag.de.

Diese Masterarbeit wurde von der Autorin im Dezember 2023 im Fach Europäische Moderne: Geschichte und Literatur an der FernUniversität in Hagen unter dem Titel „Die Frau im Deutschen *Frauenverein für Krankenpflege in den Kolonien* im Spiegel von imperialistischen Bestrebungen und kolonialen Erfahrungen. Krankenpflegerischer Alltag in Deutsch-Südwestafrika zu Beginn des 20. Jahrhunderts" vorgelegt.

Kasseler Str. 1 a
60486 Frankfurt am Main
Tel.: 069-70 79 96-22
Fax: 069-70 41 52
vertrieb@mabuse-verlag.de
www.mabuse-verlag.de
instagram.com/mabuseverlag
facebook.com/mabuseverlag

Satz und Gestaltung: Björn Bordon/MetaLexis, Niedernhausen
Druck: Stückle Druck und Verlag, Ettenheim
ISBN: 978-3-86321-747-1
Printed in Germany

Inhalt

Einleitung

Gibt man in die Google-Suchmaschine die beiden Begriffe „Krankenpflege Deutschland“ ein, erhält man zunächst die bloße Auskunft von rund 11,3 Millionen Ergebnissen. Darunter findet sich auch ein Eintrag zur Definition des Begriffs Krankenpflege:

> „Die Gesundheits- und Krankenpflege als Berufsfeld umfasst die Versorgung und Betreuung von Menschen aller Altersgruppen, insbesondere kranke, behinderte und sterbende Erwachsene.“[1]

Im weiteren Verlauf finden sich Suchergebnisse mit Antworten auf die Fragen nach Arbeitsbedingungen, Aufstiegsmöglichkeiten und Verdienst, dicht gefolgt von den Begriffen „Fachkräfte“ und „Fachkräftemangel“.

Es erscheint auf den ersten Blick paradox, dass sich ein Beruf, dessen Anforderungen und Voraussetzungen sich verhältnismäßig leicht beschreiben lassen, mit Herausforderungen wie Fachkräftemangel konfrontiert sieht.

Heute wie damals finden sich wahrscheinlich wenige, die der Krankenpflege eine bedeutende Rolle im gesellschaftlichen Alltagsleben absprechen würden.

Aktuelle Diskussionen um fehlende Fachkräfte in der Krankenpflege, um Erhöhung von Pflegegeldsätzen sowie Krankenhausreformen unterstützen den Eindruck und spiegeln das Dilemma von Anspruch und Wirklichkeit wider. Die Rolle und der Wert der Krankenpflege werden heute wie damals diskutiert. Die Anwerbung von (Fach-)Kräften für die Pflege ist bis heute aktuell: Der Besuch der deutschen Außenministerin und des deutschen Arbeitsministers im Juni 2023 in Brasilien zur Anwerbung von Pflegekräften zeigt, wie hochpolitisch und prioritär das Thema auf der ministeriellen Ebene behandelt wird.

Auch zu Beginn des 20. Jahrhunderts waren Themen wie Arbeitsumstände, Bezahlung und Wertschätzung der Krankenpflege hochpolitisch.[2]

---

1 Suchergebnis bei Google vom 7. Mai 2023.

2 Vgl. Reichstagsprotokolle der 124. und 133. Sitzung vom Januar und Februar 1902, in denen die Arbeitsbedingungen, Bezahlung und Wertschätzung der Krankenpflegerinnen und Krankenwärter in den Krankenhäusern unter den Abgeordneten debattiert wurden. Anlass war hier u. a. der dreimonatige Krankenhausaufenthalt des sozialdemokratischen

Und so wie zu Beginn des 20. Jahrhunderts sind es auch heute zum größten Teil Frauen, die den Pflegeberuf ergreifen.[3]

Die vorliegende Arbeit wirft die Leitfrage auf, welche Rolle die Frauen beziehungsweise die Krankenpflegerinnen[4] unter ihnen, sofern sie dem *Deutschen Frauenverein für Krankenpflege in den Kolonien* angehörten, in den Imperialismusbestrebungen des Deutschen Kaiserreichs spielten. [5] Am Beispiel des deutschen Schutzgebietes Deutsch-Südwestafrika zu Beginn des 20. Jahrhunderts soll das Spannungsfeld zwischen imperialistischem Anspruch und persönlichem Erfahrungshorizont aufgezeigt und untersucht werden. Es werden die verschiedenen Rollen der Akteure vor Ort in der Kolonie zu untersuchen zu sein. Welche Rolle spielte der Verein in der strategischen Ausrichtung des Deutschen Kaiserreichs? Welche Rolle spielten die Frauen und wie füllten sie letztlich die ihnen zugedachte Rolle einschließlich der an sie gestellten Erwartungen aus?

Dafür sollen im Folgenden drei unterschiedliche Quellen(-arten) untersucht werden:

Erstens **das Fotoalbum des Sanitätsrates Dr. Schultze mit dem Titel „Das rote Kreuz in Deutsch-Südwest-Afrika 1904–1907 in Wort und Bild von Sanitätsrat Dr. Schultze“**[6]. Das Hauptarchiv des Deutschen Roten Kreuz in Berlin bewahrt diese Quelle auf.

Abgeordneten Antrick im Krankenhaus Berlin-Moabit; abrufbar unter www.reichstagsprotokolle.de.

3 2021 lag der Anteil der Frauen unter den sozialversicherungspflichtigen Beschäftigten in der Pflege bei 82 Prozent. vgl. https://statistik.arbeitsagentur.de/DE/Statischer-Content/Statistiken/Themen-im-Fokus/Berufe/Generische-Publikationen/Altenpflege.pdf?__blob=publicationFile#:~:text=2022%20waren%20mehr%20als%204,in%20der%20Pflege%20überdurchschnittlich%20zu.

4 Im Laufe dieser Arbeit werden die Begriffe *Krankenpflegerin*, *Krankenschwester* und *Schwester* synonym genutzt. So nutzt der Verein selbst im Titel den Begriff der Krankenpflege, im Binnenverhältnis nutzen die Frauen allerdings die Anrede *Schwester* vor dem Vornamen in Anlehnung an die religiöse Bezeichnung der Ordensschwestern.

5 Diese Arbeit bezieht sich auf den Zeitraum des Deutschen Kaiserreichs von 1871 bis 1918, eingebettet in das Deutsche Reich von 1871 bis 1945 gemäß der Definition in vgl. Schubert, Klaus; Klein, Martina: Das Politiklexikon, Bonn 2020.

6 „Das rote Kreuz in Deutsch-Südwest-Afrika 1904–1907 in Wort und Bild von Sanitätsrat Dr. Schultze“, im Archiv des Deutschen Roten Kreuzes in Berlin-Lichterfelde.

Der Sanitätsrat Schultze legte dieses fast 40 Doppelseiten umfassende Fotoalbum als Zusammenfassung seines Lichtbildvortrages zu seiner Zeit in Deutsch-Südwestafrika von 1904 bis 1907 an. Es diente der Veranschaulichung des pflegerischen Alltags in dieser Zeit und wurde von ihm nach Rückkehr ins Deutsche Kaiserreich als Vermittlungs- und Informationsmedium im Rahmen von verschiedenen Vorträgen genutzt. Es beinhaltet sowohl Fotografien von dem Pflegepersonal und den Ärzten als auch von dem indigenen Hilfspersonal sowie diverse Landschaftsaufnahmen. Es enthält Fotografien von Außenansichten verschiedener Krankenhäuser zum Beispiel in Swakopmund oder Windhoek und Aufnahmen von Kurheimen und Sanatorien im Deutschen Kaiserreich.

Zweitens werden die **Akten des Bundesarchivs im Bestand R1001 (Reichskolonialamt), R151 (Kaiserliches Gouvernement in Deutsch-Südwestafrika), 8023 Frauenbund der Deutschen Kolonialgesellschaft. – Abgrenzung der Arbeitsgebiete zwischen dem Frauenbund und dem Frauenverein des Roten Kreuz** herangezogen.

Da auch die Frage nach dem Anspruch der Kolonialverwaltung gestellt wird, liefern die verschiedenen Akten diesbezüglich Antworten in Form staatlicher Unterlagen. Die Untersuchung dieser Akten gibt Hinweise, wer Krankenpflegepersonal in die Kolonien mit welchem Ziel sendete und diese finanzierte. Auch geben die Akten des Bundesarchivs Aufschluss über die Organisation der Ausreisen, die Vertragsschlüsse und über Beschwerden. Im Zuge der Recherche fand sich auch ein Auszug aus dem Originalbrief einer Krankenpflegerin 1903, der sich zum Abgleich seines Abdrucks im Vereinsblatt eignete. Die betreffenden Akten sind auf Mikroform im Bundesarchiv Berlin – Lichterfelde einsehbar.

Schließlich beinhaltet die dritte Quelle, die **Vereinszeitung „Unter dem roten Kreuz“**, eine eigene Rubrik der „Schwesternbriefe“.

Bei dieser Quelle handelt es sich um die seit 1889 monatlich erscheinende Vereinszeitung[7] des Frauenvereins. Das Blatt wandte sich gleichermaßen an Mitglieder und Interessierte.

7 „Unter dem roten Kreuz. Zeitschrift des Deutschen Frauen-Vereins für Krankenpflege in den Kolonien“, 1901 bis 1909, bis Ende 1902 schrieb sich der Titel nach alter Rechtschreibung wie folgt: „Unter dem rothen Kreuz“.

Die Vereinszeitung berichtete über die Tätigkeit des Vereins und dabei über den Verlauf von Vorstandssitzungen und/oder die jeweiligen Jahresberichte. Sie informierte über Vortragsabende und wohltätige Sammlungen, deren Erlöse auch dem Verein zugutegekommen waren. Die Rubrik der „Schwesternbriefe“ soll im Rahmen dieser Untersuchung fokussiert werden. Im Verlauf der Nachforschung fanden sich auszugsweise Briefe der Krankenpflegerinnen aus den deutschen Kolonien, welche an den Vorstand des Vereins gerichtet waren. Sie sollten die Lebens- und Arbeitsbedingungen in den Kolonien veranschaulichen.

Die Sammlung der Originalausgaben des Vereinsblatts können im Lesesaal des Grimm-Zentrums in Berlin eingesehen werden. Wurden dabei anfangs noch die Schwestern als Verfasserinnen des jeweiligen Briefes namentlich genannt, ging man ab September 1906 dazu über, lediglich den Abdruck des Berichts als „Aus unseren Kolonien“ vorzunehmen. Die Rubrik der ausgewiesenen „Schwesternbriefe“ verschwand.

Alle drei Quellenarten (Fotoalbum, Akten und Egozeugnisse) sollen in Beziehung zueinander gesetzt werden, um Antworten auf die Leitfrage nach dem Spannungsfeld zu ermöglichen, in dem sich die Frauen in Deutsch-Südwestafrika befanden – zwischen imperialen Bestrebungen mit unter anderem rassistischen Motiven und persönlichen Erfahrungen.

Es handelt sich dabei sowohl um textuelle als auch bildliche Quellen, die in einer Gesamtschau zusammengebracht werden.

Wichtig dabei ist es, die Bezüge in den größeren Kontext des Handelns des Deutschen Kaiserreichs zu setzen. Die Akten des Reichskolonialamtes und des Kaiserlichen Gouvernements sollen Auskunft über die gesellschaftsgeschichtliche Einbettung der Berufsgruppe der Krankenpflegerinnen des *Deutschen Frauenvereins für Krankenpflege in den Kolonien* des Deutschen Kaiserreichs geben.

Zur Bewertung des Fotoalbums, so hält die Historikerin Christine Brocks fest, steht die grundlegende Entscheidung an, ob Bilder als Beweis, als Repräsentation, als Konstrukt oder als Bildakt/Handlung zu betrachten sind. Zudem geht der Wahl der Methodik die der Bildanalyse voran.[8]

Für die Bewertung dieser Quelle muss also gefragt werden, welche Funktion überhaupt die Fotografie zu Beginn des 20. Jahrhundert hatte. In der retrospektiven Betrachtung ist die Fotografie wohl ein Baustein in der Fortschrittserzäh-

8 Vgl. Brocks, Christine: Bildquellen der Neuzeit. Paderborn 2012.

lung der Moderne. Als historische Quelle liegt nach bisheriger Forschung kein textuell erklärendes Dokument, in der Art eines Tagebuchs oder eines Briefverkehrs, vor. Bisher erfolgte die Erzählung des Fotografen über die Fotografien, den Begleittext und die Bildunterschriften. Welche Geschichte wird hier über den Pflegealltag erzählt? Wie verhalten sich Text und Abbildung zueinander?

Die sogenannten Schwesternbriefe lassen schließlich die Akteurinnen selbst zu Wort kommen. Hier betrifft die Arbeit den Bereich der Mikro- und Alltagsgeschichte. In der ersten kursorischen Durchsicht widersprechen die Schwesternbriefe teilweise dem Bild und den zugeschriebenen Rollen des Fotoalbums. Dieses sollte auf Plausibilität und Authentizität hin geprüft werden und dabei helfen, die Alltagssituationen der Krankenpflegrinnen einordnen und verstehen zu können.

Die individuellen Selbstzeugnisse dienen dem Abgleich von gesellschaftlichem Anspruch und vermittelter Wirklichkeit mit der individuellen Wahrheit. Die Krankenpflegerinnen berichten exemplarisch aus Deutsch-Südwestafrika für die Krankenpflegerinnen in den deutschen Schutzgebieten des Vereins. Die Berichte bieten die Gelegenheit, die Wahrnehmung aus Deutsch-Südwestafrika zu rekonstruieren. Erlebnisse und Herausforderungen des pflegerischen Alltags können daher mit der im Fotoalbum dargestellten „Wahrheit“ und dem administrativ-gesellschaftlichen Anspruch in eine Beziehung gesetzt werden.

Eine Verengung der Gesamtschau erfolgt schließlich durch das Brennglas der weiblichen Erfahrung. Genderaspekte bilden die große Klammer der Interpretation von Quellen. Sowohl die gesellschaftsgeschichtliche Auseinandersetzung mit den Verwaltungsakten als auch die individualgeschichtliche Auseinandersetzung mit den Egodokumenten sind eingebettet in gendergeschichtliche Aspekte. Alle drei Quellengattungen sollen Aufschluss geben über Geschlechterkonstruktion und Frauenrollen im kolonialen Kontext in Deutsch-Südwestafrika.

In der allgemeinen historischen Aufarbeitung und Auseinandersetzung zur kolonialen Medizingeschichte existieren bereits umfassende Werke. Einschlägig ist hier die Monografie des Medizinhistorikers Wolfgang U. Eckart mit dem Titel „Medizin und Kolonialimperialismus 1884–1945“. Eckart legt eine umfängliche Darstellung zur individuellen Medizingeschichte der einzelnen deutschen Schutzgebiete vor und bildet darin den Zusammenhang von imperialer Bestrebung und die Auswirkung auf dem Gebiet der Medizin und Wissenschaft in den deutschen Kolonien ab.

Bei Eckart stehen die Ausstattung der Kolonien, Forschungstätigkeiten von Wissenschaftlern und die Arbeit der Ärzte in den Kolonien im Mittelpunkt.[9] Auch Themen wie Wissenszirkulation und Wissenschaftstransfer werden dabei bearbeitet. Den Bereich der Krankenpflege sowie Fragen zur Rolle der Pflege- und Hilfskräfte deutet Eckart nur an.

Diese Lücke schließt Nicole Schweig mit ihrer Edition „Weltliche Krankenpflege in den deutschen Kolonien Afrikas 1884–1918“[10].

Die Autorin bietet einen umfassenden Überblick über die Krankenpflege in den deutschen Kolonien Afrikas[11], über die Akteure, Aufgaben, Arbeitsbedingungen und Herausforderungen. Abgerundet wird das Werk mit einer Sammlung an Abbildungen und Quellen.[12] Schweig ergänzt damit die von Eckart begonnene Gesamtschau. Eine konkrete Fragestellung scheint Schweig mit ihrer Sammlung nicht zu verfolgen, der Schwerpunkt liegt möglicherweise vielmehr im Bereich der Edition.

Florian Tennstedt und Wolfgang Mommsen haben sich mit den Fragen rund um die Armenfürsorge und mit den Entwicklungen zu einem Wohlfahrtsstaat beschäftigt. Sie sollen hier herangezogen werden, um das allgemeine Arbeitsfeld der Krankenpflege und die Entstehung von Krankenpflegeorganisationen im Deutschen Reich abzustecken.[13]

Wenn es daran geht, sich mit der Rolle der europäischen Frau in den Kolonien zu beschäftigen, findet sich hier bereits ein breites Feld an Forschungsliteratur. Zentrale Beispiele dafür liefern die Historikerin Lora Wildenthal in der Studie „German Women for Empire, 1884–1945“ und die Historikerin Ann Sto-

9 Vgl. Wolfgang U. Eckart: Medizin und Kolonialimperialismus: Deutschland 1884–1945. München 1997.

10 Schweig, Nicole: Weltliche Krankenpflege in den deutschen Kolonien Afrikas 1884–1918. Frankfurt am Main 2012.

11 Schweig spart die pazifischen Schutzgebiete in ihren Betrachtungen aus.

12 Schweig führt in ihrem Buch Abbildungen, Fotografien und Aufzeichnungen bspw. der Krankenschwester Grete Kühnhold zusammen. Die Quellenarbeit kann aufgrund der Menge des Materials nur in Skizzen erfolgen.

13 Vgl. Tennstedt, Florian u. a.: Geschichte der Armenfürsorge in Deutschland, Band 2, Fürsorge und Wohlfahrtspflege 1871–1929. Mainz u. a. 1988 und Mommsen, Wolfgang J. u. a. (Hg.): Die Entstehung des Wohlfahrtsstaates in Großbritannien und Deutschland 1850–1950. Stuttgart 1982.

ler in dem Aufsatz „Rethinking Colonial Categories: European Communities and the Boundaries of Rule“.[14] Beide untersuchen die geschlechterspezifischen Rollen, Anforderungen und Erwartungen an die Frau in den Kolonien. Zudem stellen sie die Identitätskonstruktion der „weißen Frau“ in den Schutzgebieten vor und zeigen auf, welche Motive indirekt durch dieses Konstrukt vermittelt werden sollten. Im deutschen Sprachraum sind es Marianne Bechhaus-Gerst und Mechthild Leutner, die einen Sammelband von Aufsätzen rund um die „Frauen in den deutschen Kolonien“ veröffentlicht haben.[15] Der Sammelband enthält einen Aufsatz von Livia Loosen zum Alltag und Rollenbild deutscher Frauen in den pazifischen Kolonien und verrät etwas über die typischen Motive der Ausreise in die Überseegebiete.[16]

Im Segment Fotografiegeschichte publizieren innerhalb des deutschen Sprachraums Jens Jäger und Bernd Stiegler. Nicht nur die Geschichte der Fotografietechnik, sondern auch die über Fotografien transportierte Geschichte (des Kolonialismus), die sogenannte Visual History, sind Schwerpunkte ihrer Arbeit[17].

Jens Jäger ist derjenige, der zur Bedeutung der Kolonialfotografie arbeitet. Über Fotografien manifestierte sich das – zumeist rassistische – Bild Afrikas im Deutschen Reich, welches sich bis sehr weit in das 20. Jahrhundert hinein aufrechthielt.

Diese Arbeit soll einen Beitrag zur Diskussion leisten, indem sie auf den konkreten pflegerischen Alltag und die verschiedenen Aufgaben und Rollen von Krankenpflegerinnen, auch anhand von Fotografien, abhebt.

Die Arbeit wird sich in drei Teile gliedern:

---

14 Stoler, Ann Laura: Rethinking Colonial Categories: European Communities and the Boundaries of Rule, in: Comparitive Studies in Society and History. Vol. 31, No.1, S. 134–161. und Wildenthal, Laura: German Women for Empire, 1884–1945. North Carolina 2001.

15 Vgl. Bechhaus-Gerst, Marianne u. a. (Hg.): Frauen in den deutschen Kolonien, Berlin 2009.

16 Vgl. Loosen, Livia: Trägerinnen deutscher Bildung, deutscher Zucht und Sitte. Alltag und Rollenbild deutscher Frauen in den Südseekolonien des Kaiserreichs, in: Bechhaus-Gerst, Marianne u. a. (Hg.): Frauen in den deutschen Kolonien. Berlin 2009, S. 40–49.

17 Vgl. u. a. Jäger, Jens: Fotografie und Geschichte. Frankfurt am Main 2009 und Stiegler, Bernd: Montage des Realen. Photographie als Reflexionsmedium und Kulturtechnik. München 2009.

Der erste Teil widmet sich der Rolle des *Deutschen Frauenvereins für die Krankenpflege in den Kolonien* in der Vereinslandschaft sowie den sich selbst, aber auch von der Kolonialverwaltung und der Politik erteilten Aufgaben.

Der Verein war in den höchsten kaiserlichen Ebenen angesiedelt. Der erste Paragraf der Satzung des Vereins zur Krankenpflege weist aus, dass der Verein: „[...] unter dem Protektorat Ihrer Majestät der Kaiserin[18] und Königin"[19] steht.

Es ist dabei die Historie der Vereinsentstehung zu kontextualisieren, um Intention und vor allem das Ambitionsniveau der weiblichen Vereinsarbeit zu verstehen. Diese Kontextualisierung ist außerdem wichtig, um zu verdeutlichen, auf welchem ideologischen Fundament die Vereinsgründung fußt.

Über Jahrhunderte lag die Aufgabe der Krankenfürsorge in erster Linie in der Hand von christlichen Orden. Erst im Laufe des 19. Jahrhunderts und vor dem Hintergrund diverser Epidemien[20] und grausamer Kriegserfahrungen[21] formierte sich beispielsweise das Bewusstsein für eine organisierte, arbeitsteilige Krankenpflege.

Nicht nur die Entwicklungen der organisierten Krankenpflege nach den Leitlinien des Roten Kreuzes um Henry Dunant sind hier zu skizzieren.

Die Gründung des Vereins ist beeinflusst von unterschiedlichen gesellschaftlichen Entwicklungen, welche parallel zueinander zu Beginn des 20. Jahrhunderts im Deutschen Kaiserreich erfolgten:

Vereins- und Reformbewegungen ab 1850, Professionalisierungsdiskurse der Krankenpflege, Emanzipationsbewegungen von Frauen und die Entstehung des Wohlfahrtsstaates mitsamt einer Sozialpolitik sowie kolonialer Enthusiasmus des Imperialismus ebneten den Weg zur Gründung des *Deutschen Frau-*

---

18 Der Verein wurde im Dreikaiserjahr 1888 gegründet. Im Folgenden wird als Schirmherrin die Kaiserin Auguste Viktoria von Schleswig-Holstein-Sonderburg-Augustenburg, kurz Kaiserin Auguste Viktoria, die Ehefrau von Kaiser Wilhelm II, betrachtet, da diese den gesamten Herrschaftszeitraum von Kaiser Wilhelm II 1888–1918 den Titel der Kaiserin innehatte.

19 Satzung des Deutschen Frauenvereins für Krankenpflege in den Kolonien 1906, Bundesarchiv (BArch) R 8023 166a.

20 1858 grassierte beispielsweise in London die Cholera; 1892 ebenfalls in Hamburg, zudem allen voran die Pest europaweit.

21 Auf den Schlachtfeldern des 19. Jahrhunderts beispielsweise im Krim-Krieg 1858, im Sardinischen Krieg 1859 und in allen drei Einigungskriegen Deutschlands fand unvergleichliches Leid statt, welches der Entwicklung der Krankenpflege als Katalysator diente.

envereins für Krankenpflege in den Kolonien 1888. Andrea Süchting-Hänger verdichtet diese Entwicklungsstränge zwar auf „zwei verschiedene Traditionslinien": die „[...] Tradition der patriotischen Frauenvereine der Befreiungskriege" und die „des Roten Kreuzes."[22] Dennoch sollen die ergänzend aufgezeigten Prozesse skizziert werden, da sich aus diesem Konvolut an Einflussgrößen ableiten lässt, mit welchem Anspruch ganz allgemein der Verein aufgeladen war. Daraus lässt sich schließen, welcher Anspruch an die einzelne Krankenpflegerin gestellt wurde.

Das zweite Kapitel stellt die Frau selbst in den Mittelpunkt der Betrachtung. In welcher Weise wirkten die zuvor zusammengetragene Gemengelage auf die Frauen beziehungsweise die Krankenpflegerinnen. Welche Motive trieben einerseits den vornehmlich weiblichen Vorstand an, überhaupt einen Frauenverein zu gründen, und andererseits die Frauen an, dem Verein beizutreten und in das Schutzgebiet Deutsch-Südwestafrika auszureisen? Diese Motivation ist Grundlage für persönliche Erwartungen, welche später dann mit den erlebten Schilderungen in Form der Schwesternbriefe abgeglichen werden können.

In diesem zweiten Kapitel werden die Motive der bürgerlichen Frauen zur Vereinsgründung thematisiert.[23] Diese sind vornehmlich in der Frauen- und Emanzipationsbewegung zu verorten.[24]

---

22 Süchting-Hänger, Andrea: Das „Gewissen der Nation". Nationales Engagement und politisches Handeln konservativer Frauenorganisationen 1900 bis 1937. Düsseldorf 2002, S. 26.

23 Osterhammel weist darauf hin, dass es leichter sei, zu definieren, was ausdrücklich kein Bürger sei, als eine verbindliche Definition für die Bürgerlichkeit zu verfassen. So ist ein Bürger „kein feudaler Herr, der sein Selbstverständnis aus Grundbesitz plus Genealogie bezieht, und kein mit seinen Händen in abhängiger Stellung Arbeitender". Der Begriff des Bürgers lässt sich nach objektiven Kriterien schwer fassen. In dieser Arbeit wird der Begriff des Bürgers von Osterhammel verwendet, mit seiner Ergänzung: „...gleichermaßen einige der reichsten Leute der Welt – Industrielle, Bankiers, Reeder [...] wie [...] Professen oder Richter. Sie schließt Angehörige der dienstleistenden freien Berufe auf akademischem Qualifikationsniveau [...] also etwa Ärzte oder Rechtsanwälte, ebenso ein wie den Besitzer eines Krämerladens, den selbständigen Schustermeister oder Polizisten". Die Ehefrauen dieses Ordnungskonstrukts werden im Folgenden als „bürgerliche Frauen" bezeichnet, in: Osterhammel, Jürgen: Die Verwandlung der Welt. Eine Geschichte des 19. Jahrhunderts, München 2009, S. 1080.

24 Zum Begriff der Frauenbewegung wird Osterhammel gefolgt, der „den Kampf der Frauen selbst für bürgerliche und politische Rechte [...]" unter diesen Begriff subsumiert, in: Osterhammel, Jürgen: Die Verwandlung der Welt. Eine Geschichte des 19. Jahrhunderts.

Zusätzlich wird das Spannungsfeld innerhalb des Vereins zwischen bürgerlichem Ambitionsniveau der Vorstandsfrauen, was einem Elitenphänomen zugeordnet werden könnte, und der Motivation der Krankenpflegerinnen vornehmlich aus dem Arbeitermilieu thematisiert.

Es soll das Hineinwirken der gesellschaftlichen Konventionen auf die Motive der Frauen im Verein untersucht werden. Wie es auf den ersten Blick scheint, treffen hier Frauenbewegung und Professionalisierungsbestrebungen der Krankenpflege auf ein tradiertes Rollenverständnis, was eine Ursache für ein mögliches Auseinanderfallen von Anspruch und Wirklichkeit darstellen könnte. Daher soll hier den Fragen nach den Motiven nachgegangen werden.

So waren zu Beginn des 20. Jahrhunderts zwar Möglichkeiten für eine eigene Berufsausübung für Frauen gegeben, allerdings in sehr begrenztem Ausmaß. Die Krankenpflege war das „typisch weibliche" Berufsbild. Gleichzeitig aber war die Frau ihrer Rolle als moralisches Wesen und den antifeministischen Tendenzen ausgesetzt.

Es sollen einerseits die tradierten konservativen Rollenbilder zu Beginn des 20. Jahrhunderts aufgezeigt werden: die Frau, die sich um Familie und Haushalt kümmerte, die als Unterstützung des Mannes diente, ohne Anerkennung zu verlangen.[25] Es wird die koloniale Frau als moralische Instanz, um der „*Verkafferung*"[26], einer sogenannten Mischehe mit afrikanischen Frauen vorzubeugen, thematisiert. Es wird andererseits auf die Frau als Kulturimperialistin, die in rassistischen Siedlungsprogrammen die sogenannte Zivilisierungsmission voranbringen soll, eingegangen.[27] Inwieweit wirken diese verschiedenen Zuschrei-

München 2009, S. 726. Auch andere Definitionen schließen sich dem an und ergänzen, dass die Frauenbewegung „den Kampf von Frauen für die soziale, politische und wirtschaftliche Gleichstellung der Geschlechter" bedeutet, in: Schubert, Klaus; Martina Klein: Das Politiklexikon. Bonn 2020.

25 Vgl. Süchting-Hänger, Andrea: Das „Gewissen der Nation", S. 38.

26 Schweig, Nicole: Weltliche Krankenpflege in den deutschen Kolonien Afrikas 1884–1918, S. 19.

27 Zum Begriff der Zivilisierungsmission wird Boris Barth gefolgt, der die Zivilisierungsmission als Phänomen versteht, das eng mit dem europäischen Imperialismus verbunden war. Dabei beinhaltet sie „die Vorstellung, fremden Völkern oder entfernten Kulturen in Übersee eigene Wertvorstellungen, religiöse Glaubensgrundsätze oder kulturelle Normen vermitteln zu müssen, die als überlegen eingeschätzt wurden", in: Barth, Boris: Die Grenzen der Zivilisierungsmission. Rassenvorstellungen in den europäischen Siedlungskolonien Virginia,

bungen auch auf die Krankenpflegerinnen? Waren die Krankenpflegerinnen „Kolonialenthusiastinnen“[28], wie beispielsweise Eckart behauptet?

Das dritte Kapitel soll der Synthese aus den drei Quellenarten dienen. Hier sollen insbesondere die Schwesternbriefe in der Vereinszeitung „Unter dem roten Kreuz“ im Abgleich von Anspruch, dargestellter Wirklichkeit und dem persönlichen Erleben untersucht werden. Wie gestaltete sich der Alltag in Deutsch-Südwestafrika? Welche Aufgaben übernahmen die Krankenpflegerinnen tatsächlich vor Ort und dienten sie damit einem vermeintlich auferlegten höherem Ziel, beispielsweise den deutschen Kulturimperialismus in der Welt durchzusetzen?

Die Schwesternbriefe berichten über Anreise, Arbeitsbedingungen und Aufgaben, Zwischenfälle und allgemeine Krankenstationen wie Swakopmund, Keetmanshoop, Karibib und Windhoek.

In der Bewertung der Schilderungen muss berücksichtigt werden, dass es sich bei der Vereinszeitung um ein Organ des Vereins handelt. Es darf unterstellt werden, dass die Schwesternbriefe ausgewählt und redigiert sind. Dies soll im Verlauf der Arbeit belegbar werden.

Ein Einblick in die Alltagsumstände vor Ort macht deutlich, unter welcher (pflegetätigkeitsfremder) Belastung die Schwestern standen. Verschiedene andere Schwesternbriefe bestätigen dies. Darüber hinaus wird der Aufgabenbereich erhellt, der neben einer klassischen Krankenpflege anfällt: Kochen, Wäsche, Kinderbetreuung, hauswirtschaftliche Aufgaben. Die Schwesternbriefe dokumentieren, dass dies die hauptsächlichen Aufgaben der Krankenpflegerinnen in Deutsch-Südwestafrika waren.

Die Diskrepanz zwischen Anspruch und Wirklichkeit zeigt sich in den Schwesternbriefen und es soll untersucht werden, ob und in welchem Maße die Krankenpflegerinnen vor Ort dem übergeordneten imperialen Ziel des Deut-

---

den Burenrepubliken und Deutsch-Südwestafrika. in: Barth, Boris und Osterhammel, Jürgen (Hg.): Zivilisierungsmissionen. Imperiale Weltverbesserung seit dem 18. Jahrhundert. Konstanz 2005, S. 219. In Ergänzung zur Zivilisierungsmission in der Medizin vgl. Brimnes, Niels: The Sympathizing Heart and the Healing Hand: Smallpox Prevention and Medical Benevolence in Early Colonial South India, in: Fischer-Tiné, Harald; Mann, Michael (Hg.): Colonialism as civilizing mission. Cultural Ideology in British India. London 2004, S. 191–204.

28 Wolfgang U. Eckart: Medizin und Kolonialimperialismus: Deutschland 1884–1945, S. 94.

schen Kaiserreichs und ihren persönlichen Ansprüchen, die in Kapitel 1 und 2 herausgearbeitet worden sind, entsprachen.

Am Schluss sollte deutlich geworden sein, in was für einem Spannungsfeld zwischen imperialistischem Anspruch und persönlichem Erfahrungshorizont sich die Frauen der Krankenpflege bewegten und wie schmerzhaft und individuell die Erfahrung einzelner Schwestern war. Gleichzeitig sollen der Stellenwert des Vereins in Deutsch-Südwestafrika sowie sein Einfluss in den Imperialismusbestrebungen des Deutschen Kaiserreichs deutlich geworden sein.

1. Die Organisation der Krankenpflege durch den *Deutschen Frauenverein für Krankenpflege in den Kolonien*

Um zu verstehen, warum sich Frauen im Namen des *Deutschen Frauenvereins für Krankenpflege in den Kolonien* in die deutschen Schutzgebiete - und zwar nicht nur nach Deutsch-Südwestafrika - zu Beginn des 20. Jahrhunderts entsenden ließen, soll in einem ersten Schritt der Verein selbst betrachtet werden: Wie gestaltete sich die gesellschaftliche und politische Situation im Deutschen Kaiserreich um 1900, welche die Gründung des Vereins begünstigte?

Wie organisierte sich der Verein selbst und wie wurde die Krankenpflege in Deutsch-Südwestafrika organisiert?

1.1 Der Deutsche Frauenverein für Krankenpflege in den Kolonien

Die Gründung des Vereins 1888 fällt zwar in die Hochzeit der Vereins- und Reformbewegung des Deutschen Kaiserreichs zum ausgehenden 19. Jahrhundert. Ein Bündel von parallelen Entwicklungen bereitet den Boden, auf deren Fundament sich der Verein formieren konnte: Es handelt sich hierbei um drei wesentliche gesellschaftspolitische Prozesse innerhalb des Deutschen Kaiserreiches, die im Folgenden skizziert werden sollen.

Erstens ist das Deutsche Kaiserreich im europäischen Vergleich bekanntermaßen spät in den Kreis der Kolonialmächte eingetreten, was verschiedene Gründe hatte, die an dieser Stelle nicht vertieft werden können. Koloniale Erwerbungen blieben für den Reichskanzler Bismarck nach der Reichseinigung 1871 zunächst ein untergeordnetes Ziel. Erst 1885 betrat das Deutsche Kaiserreich mit Ausrichtung und Teilnahme an der sogenannten „Berliner Konferenz“[29] 1884/1885 das internationale koloniale Parkett.

29 Auf der Berliner Konferenz („Kongo-Konferenz“) November 1884 bis Februar 1885 in Berlin haben die Imperialmächte den afrikanischen Kontinent unter sich aufgeteilt. Dem Deutschen Kaiserreich fielen die Schutzgebiete „Deutsch-Ostafrika“, „Deutsch-Südwestafrika“, Togo und Kamerun zu. Deutsch-Südwestafrika hatte ohnehin bereits seit August 1883 Schutzstatus.

Zuvor, 1883, gründete der Unternehmer Adolf Lüderitz bereits Handelsstützpunkte an der Westküste des südlichen Afrikas, dem heutigen Namibia. Diese wurden im August desselben Jahres unter bismarckschen Schutz gestellt und stellten gleichzeitig eines der ersten deutschen Schutzgebiete dar.[30] Das neue Gebiet Deutsch-Südwestafrika war geboren, in das die die Krankenschwestern des Vereins schon ein paar Jahre besiedeln sollten. Dieser Punkt schafft überhaupt erst die Grundlage für alle späteren Entwicklungen.

Mit der angesprochenen „Berliner Konferenz" beteiligte sich das Deutsche Kaiserreich dann an der weiteren Aufteilung des afrikanischen Kontinents, die bereits vorher begonnen hatte. Das Streben nach Kolonialerwerb fand gleichzeitig Eingang in gesellschaftliche Diskurse. Die unterstützende, mitunter fordernde Haltung der Gesellschaft zum Erwerb deutscher Kolonien wird Einfluss auf die Vereinsgründung gehabt haben.

Zweitens herrschte bald schon eine kolonialimperialistische Stimmung in der Gesellschaft des Deutschen Kaiserreichs vor, die zur späteren Vereinsgründung beitrug. An dieser Stelle können keine Ausführungen zu den innen- und außenpolitischen Diskursen jener Zeit des Deutschen Kaiserreiches stattfinden, jedoch muss die Reichstagswahl im Oktober 1884 Beachtung finden, welche kurz vor Eröffnung der „Berliner Konferenz" stattfand. Sie kann als ein Indikator zur Beantwortung der Leitfrage dienen, worin die (kultur-) imperialistischen Bestrebungen begründet waren und wie der Verein dabei helfen konnte. Wie angedeutet, herrschte eine gewisse imperiale Erwartungshaltung der Gesellschaft gegenüber der Reichsregierung vor.

Frauen im Kaiserreich war es jedoch noch verwehrt, selbst zu wählen. Sie waren schlicht nicht wahlberechtigt. Doch die Stimmung wurde gleichwohl auch von ihnen aufgenommen.

Das vorherrschende Meinungsbild zeigen insbesondere die Wahlergebnisse der Jahre 1884 und 1887. So haben die konservativen, Bismarcks Politik unterstützenden Parteien wie die Deutsch-Konservative Partei, die Deutsche Reichs-

---

30 Vgl. Eckart, Wolfgang U.: Medizin und Kolonialimperialismus Deutschland 1884–1945. Paderborn u. a. 1997, S. 255. Zur Geschichte Namibias vgl. darüber hinaus Wallace, Marion: A history of Namibia: from the beginning to 1990. London 2011.

partei und die Nationalliberale Partei die Mehrheit erhalten.[31] Dies lag nicht zuletzt daran, dass Bismarck begann, sich nach der Schutzherrschaft für den Handelsstützpunkt von Lüderitz auch mit anderen Handelsstützpunkten in Togo oder Kamerun zu beschäftigen. Die Gesellschaft forderte Schutz für die Handelsrouten und vor allem bestand die Sorge, im Wettlauf um das koloniale Streben von Großbritannien abgehängt zu werden.

Es herrschte die Auffassung, dass jetzt, da das Deutsche Kaiserreich geeint war und die industrielle Produktion voranschritt, die Reichsgrenzen auf überseeische Gebiete ausgedehnt werden müssten, um ökonomische Prosperität und deutsche Hegemonie zu erlangen und zu wahren. In der wirtschaftlich angespannten Situation 1882 begann Bismarck, diesem gesellschaftlichen Druck nachzugeben, was zum Wahlsieg der konservativen Kräfte geführt haben dürfte.[32] Bayly bezeichnet dieses zunächst eher zurückhaltende Vorgehen Bismarcks als umsichtige und beständige Außenpolitik, die allerdings ab 1890 „durch die ehrgeizigere globale Strategie Kaiser Wilhelms II. ersetzt" wurde.[33]

Diese kolonialimperialistische Stimmung im Deutschen Kaiserreich fand einerseits Niederschlag in verschiedenen Bereichen wie „Literatur, Film, Wissenschaft [...]"[34]. Sie setzte sich aber andererseits auch in der bürgerlichen Frauenbewegung fort.

Drittens findet folglich ein gesellschaftlicher Strukturwandel in der Frauen- und Vereinsbewegung Ausdruck.

Hier ist die Betrachtung der strukturellen Bedingungen lohnend.

Die Frauenbewegung entlang der in der Einleitung spezifizierten Definition findet ihren Ursprung im nachrevolutionären Frankreich ab 1800, in dem die Bürger- und Freiheitsrechte deklariert wurden. Diese Welle schwappte spätes-

31 Vgl. Statistisches Jahrbuch für das Deutsche Reich 1899, S. 158. verfügbar unter: https://www.statistischebibliothek.de/mir/receive/DEHeft_mods_00143499.

32 Vgl. u. a. Wehler, Hans-Ulrich: Bismarck und der Imperialismus. Frankfurt am Main 1985 und Lindner, Ulrike: Koloniale Begegnungen. Deutschland und Großbritannien als Imperialmächte in Afrika 1880–1914. New York 2011.

33 Vgl. Bayly, Christopher: Die Geburt der modernen Welt. Eine Globalgeschichte 1780–1914. Frankfurt/New York 2008, S. 571.

34 Kundrus, Birthe: Die imperialistischen Frauenverbände des Kaiserreichs. Koloniale Phantasie- und Realgeschichte im Verein. in: Basler Afrika Bibliographien, Working Paper Nr. 3. Basel 2005, S. 3.

tens im Rahmen der bürgerlichen deutschen Revolution 1848 auch in die deutschen Gebiete hinein. Im Umfeld der deutschen Revolution 1848 trifft so der entstandene Wunsch der Frauen nach politischem Mitspracherecht auf die zeittypische Organisationsform, den Verein, der seinen Mitgliedern einen privaten Raum für staatsfreie Aktivitäten gewährte.[35]

Es gründete sich – neben verschiedenen anderen[36] – 1866 beispielsweise auch der konservative „Vaterländische Frauenverein vom Roten Kreuz". Diesem schloss sich der *Deutsche Frauenverein für Krankenpflege in den Kolonien* an.[37]

Deswegen ist die Gründung des Roten Kreuzes im 19. Jahrhundert ein wichtiger internationaler Bezug, der zur Entstehung des Krankenpflegevereins beitrug und daher ebenfalls Beachtung finden muss.[38]

Als der Schweizer Henry Dunant 1859 im italienischen Solferino das furchtbare Gesicht des Krieges erlebt, keimte in ihm der Erzählung nach wohl erstmals die Idee für eine internationale Hilfsorganisation zum Schutz von Ärzten und medizinischem Personal im Krieg und zur Versorgung von Kriegsverwundeten auf.[39]

Zusammen mit vier weiteren Unterstützern, die ihrerseits entweder mehr oder weniger in Kontakt mit den Auswirkungen von fehlender Versorgung von Kriegsverwundeten gekommen waren oder schlicht die Idee Dunants unterstützen wollten, schaffte es Dunant, dem Thema eine überbordende internationale Aufmerksamkeit zu verschaffen.[40] Der Erfolg seines Buches „Eine Erinnerung

35 Vgl. Tennstedt, Florian u. a.: Geschichte der Armenfürsorge in Deutschland. Band 2. Fürsorge und Wohlfahrtspflege 1871–1929. Mainz u. a. 1988, S. 21.

36 Bspw. gründete sich zuvor 1859 der Badische Frauenverein in Karlsruhe als Reaktion auf den Sardinischen Krieg und die Schlacht um Solferino im selben Jahr.

37 Vgl. Eckart, Wolfgang U.: Die vaterländischen Frauenvereine des Roten Kreuzes am Beispiel des Frauenvereins für die Krankenpflege in den Kolonien, in: Eckart, Wolfgang U.; Osten, Philipp (Hg.): Schlachtschrecken – Konventionen: Das rote Kreuz und die Erfindung der Menschlichkeit im Kriege. Herbolzheim 2011, S. 89.

38 Zur Geschichte des Roten Kreuzes in groß angelegten Studien vgl. u. a. Riesenberger, Dieter: Das Internationale Rote Kreuz 1863–1977 – Für Humanität in Krieg und Frieden. Göttingen 1992.

39 Das Erlebte schildert Henry Dunant in seinem Buch „Eine Erinnerung an Solferino" von 1862.

40 Die Unterstützer und weiteren Mitglieder des Gründungskomitees neben Henry Dunant sind die Chirurgen Louis Appia und Theódore Maunoir, der General Guillaume-Henri Dufour, der Jurist Gustave Moynier.

an Solferino“ 1862 diente als Katalysator, bis im August 1864 zunächst zwölf Staaten die sogenannten Genfer Konventionen in Genf unterzeichneten.[41] Die Unterzeichner einigten sich beispielsweise darauf, eine völkerrechtliche Unterscheidung von militärischen und nicht militärischen

Personen im Krieg einzuhalten, die Verwundeten zu schützen und dem Sanitätspersonal einen neutralen Status zuzugestehen. Osterhammel bewertet die Gründung des Roten Kreuz als ein Ergebnis von Humanitarismus und als ein Gegengewicht zur „Anarchie unter den Völkern und Staaten.“[42] Für ihn ist das Rote Kreuz das „moralische Korrektiv“[43] der Zeit.

Bis hierher lässt sich also festhalten, dass die Gründung des *Deutschen Frauenvereins für Krankenpflege in den Kolonien* maßgeblich von den großen Linien der gesellschaftspolitischen Prozesse innerhalb des Deutschen Kaiserreiches beeinflusst war und zudem mit dem Entstehen des Roten Kreuzes einen internationalen Anknüpfungspunkt hatte. Birte Kundrus ergänzt diese hier aufgezählten Voraussetzungen noch um eine weitere: nämlich die „Krise des Parteiensystems“[44]. Führten Wahlrecht und Demokratisierung zwar zur Partizipation einzelner Gruppen, jedoch nicht zu einem geregelten Parlamentarismus. So war der Verein dasjenige Instrument, das politische Beteiligung und Gestaltung ermöglichte. Durch das fehlende Wahlrecht der Frauen erhielten die Vereine Zulauf. Sie erkannten den Verein als Instrument der eigenen politischen Teilhabe und suchten dort ihren Platz und ihre Partizipationsmöglichkeiten. Politisch war die Einflusssphäre von Frauen eher marginalisiert und repräsentative Ämter standen außer Frage. Also drängten Frauen über die Vereine in das gesellschaftspolitische Engagement, so auch im *Deutschen Frauenverein für Krankenpflege in den Kolonien.*

---

41 Weitere Staaten treten in der Folge bei. Bis heute haben 196 Nationen das Abkommen ratifiziert. Das Abkommen wurde bis 2023 regelmäßig erweitert und angepasst. Vgl. auch „Das Genfer Abkommen“ unter https://www.drk.de/das-drk/auftrag-ziele-aufgaben-und-selbstverstaendnis-des-drk/humanitaeres-voelkerrecht-im-kontext-des-drk/genfer-abkommen/.

42 Osterhammel, Jürgen: Die Verwandlung der Welt. Eine Geschichte des 19. Jahrhunderts. München 2009, S. 725.

43 Ebd.

44 Kundrus, Birthe: Die imperialistischen Frauenverbände des Kaiserreichs, S. 3.

Dieser Umstand ist mitzudenken, wenn man nach der Rolle des Krankenpflegevereins bei den Imperialismusbestrebungen des Kaiserreichs fragt. Bereits hier kann ein gewisses Ambitionsniveau der beitretenden und unterstützenden Frauen vermutet werden, was später noch thematisiert werden wird.

Nach Gründung des Internationalen Roten Kreuzes formierten sich auf dem Gebiet des Deutschen Reiches unterschiedliche Rotkreuz-Bewegungen wie die nationalen „Vereine zur Pflege im Felde verwundeter und erkrankter Krieger“, welche sich 1869 zum „Centralkomitee der Deutschen Vereine vom Roten Kreuz“ zusammenschlossen.[45] So kann hier der Vorläufer oder auch Ideengeber für den *Deutschen Frauenverein für Krankenpflege in den Kolonien gefunden* werden:

1866 trat erstmalig der „Vaterländische Frauenverein“ zusammen. Dieser sich zunächst auf Berlin beschränkende Verein, der es sich zur Aufgabe machte, „Notstände, die durch Krieg, Seuchen oder Naturkatastrophen hervorgerufen wurden“[46], auch in Friedenszeiten zu lindern, richtete sich erstmalig an alle Berliner Frauen unabhängig von Stand oder Konfession.[47]

Eine Vielzahl von wohltätigen Frauenvereinen formierte sich im ausgehenden 19. Jahrhundert.[48] Als sich während des deutsch-französischen Krieges 1871 dann offenbarte, dass die grenzüberschreitende Zusammenarbeit zwischen den regionalen Vereinigungen nicht funktionierte, gründete sich im August 1871 der „Verband der deutschen Frauenvereine“ unter Ägide von Kaiserin Augusta von Sachsen-Weimar-Eisenach.[49]

Es wird hier deutlich, dass sich die wohltätigen Betätigungsfelder der Frauenvereine zunächst nur auf deutsches oder europäisches Territorium beschränkten.

Da die deutschen kolonialen Territorien zunehmend von Siedlern und Handelstreibenden entdeckt wurden und der Kolonialerwerb oft blutig erfolgte, wurden die Schutzgebiete zügig für die Tätigkeit der Vereine interessant.

---

45 Vgl. Süchting-Hänger, Andrea: Das „Gewissen der Nation“, S. 28.

46 Ebd., S. 29.

47 Vgl. ebd.

48 Um weitere Beispiele zu nennen: der „Badische Frauenverein“, der hessische „Alice-Verein“, der „Sächsische Albertverein“ und viele andere.

49 Vgl. ebd.

Von dieser Ausweitung der Territorien profitierte der 1887 – im Gründungsjahr der „Deutschen Kolonialgesellschaft" – ins Leben gerufene „Deutschnationale Frauenbund", aus dem der *Deutsche Frauenverein für Krankenpflege in den Kolonien* im April 1888 hervorging[50], der sich als Hilfsverein dem „Vaterländischen Frauenverein" anschloss.

Der „Deutschnationale Frauenbund" war der erste Frauenverein mit kolonialem Fokus im Kaiserreich.[51] Die Verbindung von Konfession und Krankenpflege spielte in diesem Verein erstmalig keine Rolle.

Denn bisher lag die inländische Krankenpflege in den Händen religiöser Orden. Die Krankenpflege der Kriegsverletzten erfolgte auf dem Feld durch militärische Sanitäter. Durch die Gründung des Internationalen Roten Kreuzes und des *Deutschen Frauenvereins für Krankenpflege in Kolonien* traten zivile Akteure hinzu. Es war für Frauen nicht mehr Voraussetzung für eine Tätigkeit in der Krankenpflege, einer Konfession anzugehören. Wenngleich die Mitglieder und Krankenpflegerinnen der Vereine zum Ende des 19. Jahrhundert noch durchweg christlich geprägt waren, trug dieser Umstand zur Säkularisierung und Professionalisierung der Krankenpflege bei.[52]

In Deutsch-Südwestafrika verhielt es sich zunächst bis zur Aussendung der ersten Krankenpflegerinnen durch den *Deutschen Frauenverein für Krankenpflege in den Kolonien* ähnlich: Die Krankenpflege der indigenen Bevölkerung übernahmen die Missionsschwestern vornehmlich der Rheinischen Mission seit 1829.[53] Im Zeitraum 1904 bis 1907, zur Zeit des Herero-und-Nama-Genozids traten auch die militärischen Sanitäter in Deutsch-Südwestafrika hinzu.[54]

50 Der „Deutschnationale Frauenbund" benannte sich im April 1888 um in „Deutscher Frauenverein für die Krankenpflege in den Kolonien". Vgl. Eckart, Wolfgang U.: Medizin und Kolonialimperialismus Deutschland 1884–1945, S. 42.

51 Vgl. Eckart, Wolfgang U.: Medizin und Kolonialimperialismus Deutschland 1884–1945, S. 41.

52 Erst 1904 wird die weltliche Krankenpflege ein Beruf mit staatlich anerkannter mehrjähriger Ausbildung. Gründerin und erste Vorsitzende der „Berufsorganisation deutscher Krankenpflegerinnen Deutschlands", Agnes Karll, hat hierauf maßgeblich hingewirkt.

53 Vgl. Eckart, Wolfgang U.: Medizin und Kolonialimperialismus Deutschland 1884–1945, S. 255.

54 „Im Mai 2021 wurde eine Gemeinsame Erklärung (Joint Declaration) (Anm. zwischen Deutschland und Namibia) unterzeichnet. Danach übernimmt Deutschland die moralische Verantwortung für die Gewalttaten, bezeichnet diese als „Völkermord aus heutiger Sicht",

Nachdem ausgeführt wurde, in welchem gesellschaftspolitischen Kontext sich der *Deutschen Frauenverein für Krankenpflege in den Kolonien* formierte, soll dargestellt werden, wie sich der Verein in die staatlichen Strukturen einfügte. Es gilt herauszuarbeiten, ob und inwiefern der Verein und seine Krankenpflegerinnen bei imperialistischen staatlichen Bestrebungen eine Rolle spielten. In diesem Kontext muss beleuchtet werden, ob und inwieweit Schnittpunkte zu staatlichen Strukturen bestanden oder, ob der Verein weitgehend losgelöst von diesen agierte.

1.2 Verflechtung des Vereins mit den staatlichen Strukturen des Deutschen Kaiserreichs

Für den *Deutschen Frauenverein für Krankenpflege in den Kolonien* war es sehr schnell unerlässlich geworden, auch die Legitimation durch die staatlichen Strukturen des Deutschen Reichs zu erhalten und die selbst auferlegten Aufgaben durch oberste Entscheidungs- und -Würdenträger absegnen und unterstützen zu lassen.

Einige Monate nach Gründung wandte sich der Vorstand des Vereins im Oktober 1888 direkt an den Reichskanzler Bismarck höchstpersönlich mit der Bitte um Billigung, Unterstützung und vor allem Schutz für die Tätigkeit vor Ort in den deutschen Schutzgebieten

Dieser Brief, der den Startpunkt der Vereinsarbeit markierte, befindet sich in den Akten des Bundesarchivs als Digitalisat unter der Kennung R1001 (Reichskolonialamt) 5642 Band 1.[55]

---

entschuldigt sich dafür bei den Nachfahren der Opfer und leistet – zusätzlich zu der sonstigen Entwicklungshilfe – Zahlungen in Höhe von insg. ca. 1,1 Mrd. EUR innerhalb der nächsten 30 Jahre", vgl. WD 2 – 067/21: Zur völkerrechtlichen Zulässigkeit von freiwilligen Entschädigungszahlungen an Herero und Nama in Namibia.

55 Wohingegen andere Unterlagen zum Frauenverein auf Mikroform oder als Papierakte vor Ort im Lesesaal beispielsweise in Berlin-Lichterfelde eingesehen werden können. Neben diesem Brief und den ehemaligen Akten des Reichskolonialamts zum Gesundheitswesen mit der Kennung R1001 finden sich weitere für diese Arbeit relevante Quellen unter der Kennung R 151 (Kaiserliches Gouvernement in Deutsch-Südwestafrika) ebenfalls im Bestand des Bundesarchivs. Eine sehr umfassende Auflistung von Quellen und Archivalien zur kolonialen

In dem vierseitigen Brief werden die Ziele des Vereins, die Verbindung zum „Vaterländischen Frauenverein" und zum „Roten Kreuz" aufgeführt und so heißt es:

> „Wohin auch [...] deutsche Unterthanen ausziehen, um deutsche Arbeit und deutsche Kultur zu verbreiten [...]", da sei es notwendig, den Erkrankten mit „der weiblichen Pflegehand Ruhe, Trost und Stärkung dem Leidenden zu bringen."[56]

Für diese Tätigkeit hofften sie auf die Hilfe des Reichskanzlers, der die Vereinsziele „billigen und hochdero machtvoller Hülfe stützen" würde, weiter bittet der Vorstand „die kais. Beamten in den Schutzgebieten hochgeneigest (zu) ermächtigen, den Organen des Vereins [...] Schutz zu gewähren".[57]

Im Einverständnis mit den imperialen Zielen des Deutschen Kaiserreichs, die deutsche Kultur und Arbeit in Schutzgebieten zu verbreiten, bietet der Verein hier seine Unterstützung an und bittet gleichermaßen um den Schutz des Reichskanzlers, welchen dieser dem Verein dann auch gewährt.

In Ergänzung liegt dem Brief die Satzung des Vereins bei, woraus der selbst auferlegte Zweck ersichtlich wird. So heißt es im ersten Paragrafen, der Zweck sei „Die Förderung der Krankenpflege in den deutschen Kolonien: durch Herstellung von Krankenhäusern, durch Beschaffung, Ausbildung und Unterhaltung von Krankenpflege-Kräften [...]".[58] Ein weiterer Zweck des Vereins ist die „Förderung der Thätigkeit der Mission in den deutschen Kolonien durch Betheiligung an allen Aufgaben und Unternehmungen, welche die Linderung von Nothständen der Bevölkerung im Auge haben".[59]

Um diese Zwecke zu erreichen, warb der Verein seinerseits Mitgliedsbeiträge und Spenden ein. Gemäß Satzung waren „Frauen und Jungfrauen befähigt", ordentliche Mitglieder zu sein und einen Jahresbeitrag von 6 Mark min-

Krankenpflege in allen deutschen Schutzgebieten findet sich auch bei: Schweig, Nicole: Weltliche Krankenpflege in den deutschen Kolonien Afrikas 1884–1918.

56 Vgl. Brief des Frauenvereins an Reichskanzler Bismarck vom 09. Oktober 1888, BArch R1001 5642.

57 Vgl. ebd.

58 Vgl. ebd.

59 Vgl. ebd.

destens an den Verein zu entrichten.[60] Außerordentliche Mitglieder konnten auch Männer werden bei Entrichtung von regelmäßigen Geldbeträgen.[61]

Zur Organisation der Aussendung und Bedarfe vor Ort wurden zwischen dem Frauenverein und dem Reichskolonialamt beziehungsweise der Abteilung für Koloniales des Auswärtigen Amtes verschiedene Abkommen geschlossen. Für die Region Deutsch-Südwestafrika findet sich in den Akten des Bundearchivs beispielsweise das Abkommen zwischen dem Frauenverein und der Kolonialabteilung des Auswärtigen Amtes von 1901, welches die Aussendungen der Krankenpflegerinnen des Vereins in die Gouvernementskrankenhäuser in Swakopmund und Keetmanshop regeln sollte.[62] Hieraus wird ersichtlich, dass das Auswärtige Amt die Koordinierung übernommen hatte. Der Verein kam für die Kosten der Aussendung und der monatlichen Entlohnung auf, welche wiederum über die Gouvernementskasse an die Schwestern vor Ort ausgezahlt wurde.[63]

Es wird hier eine enge Verflechtung zwischen den Verwaltungsstrukturen des Deutschen Kaiserreiches und dem *Deutschen Frauenverein für Krankenpflege in den Kolonien* ersichtlich. Nicht zuletzt stand der Verein – wie auch der Vaterländische Frauenverein – ab 1888 unter dem Protektorat der deutschen Kaiserin Auguste Viktoria.[64]

Während die Verwaltung des Deutschen Kaiserreichs sich den privaten Verein zunutze machte, um den Bedarf an Krankenpflegepersonal in Deutsch-Südwestafrika zu decken, griff der Verein wiederum auf die bestehende Infrastruktur des Deutschen Kaiserreiches im Schutzgebiet Deutsch-Südwestafrika zurück. Nicht zuletzt sollten die Schwestern in den staatlichen Gouvernementskrankenhäusern in Deutsch-Südwestafrika „freie Wohnung mit dem erforderlichen Mobiliar, vollständige Beköstigung und freie Wäsche, in Krankheitsfäl-

60 Vgl. ebd.

61 Vgl. ebd.

62 Vgl. Abkommen zwischen dem Vorstand des Deutschen Frauenvereins für Krankenpflege in den Kolonien und dem Auswärtigen Amt, Kolonial-Abtheilung, BArch R 151 F 82610.

63 Vgl. § 9 des Abkommens, BArch R 151 F 82610.

64 Vgl. Schweig, Nicole: Weltliche Krankenpflege in den deutschen Kolonien Afrikas 1884–1918, S. 17.

len auch ärztliche Behandlung [...] auf Kosten der Krankenhausverwaltung" erhalten.[65]

Inwiefern diese Verflechtung per Abkommen auch den alltäglichen Erfahrungen entsprach, wird im vierten Kapitel dieser Arbeit im Unterpunkt 4.2 untersucht werden.

Neben den Abkommen des Vereins zu den Regierungskrankenhäusern finden sich auch die Schwesternverträge in den Akten, welche zwischen dem Verein und den Krankenpflegerinnen zur Aussendung geschlossen wurden.[66]

Angeworben über Zeitungsannoncen, Fotovorträge, Basare oder Ausstellungen wählte der *Deutsche Frauenverein für Krankenpflege in den Kolonien* die Schwestern für eine Verwendung in Deutsch-Südwestafrika (und den anderen Schutzgebieten) aus, nachdem der Bedarf vom Gouvernement vor Ort an das Reichskolonialamt gemeldet wurde.[67]

Auch hier zeigt sich die Verflechtung zwischen den staatlichen Strukturen und den Strukturen des Frauenvereins.

Der *Deutsche Frauenverein für Krankenpflege in den Kolonien* für die Krankenpflege in den Kolonien wird quasi zu einem der Erfüllungsgehilfen der imperialen Idee; mindestens aber zu einer legitimierten Stütze. Die Mitgliedschaft im Verein gab den Frauen die Möglichkeit, „am Glanz und Glorie des wilhelminischen Militarismus teilzuhaben."[68] Wenngleich die direkte Einflusssphäre in den Krankenhäusern und Lazaretten von Deutsch-Südwestafrika klein gewesen sein dürfte, wird in der Verflechtung von Organisationen eine Interdependenz offenbar, von der sowohl der privat organisierte Verein als auch die imperiale Idee des Deutschen Kaiserreiches profitierten. In welchem Maße dies erfolgte, wird sich im Verlauf der Arbeit noch zeigen.

---

65 Vgl. § 3 des Abkommens, BArch R 151 F 82610.

66 Vgl. BArch R 151 F 82610.

67 Vgl. Schweig, Nicole: Weltliche Krankenpflege in den deutschen Kolonien Afrikas 1884–1918, S. 48.

68 Eckart, Wolfgang U.: Die vaterländischen Frauenvereine des Roten Kreuzes am Beispiel des Frauenvereins für die Krankenpflege in den Kolonien, S. 90.

1.3 Organisation der Aussendung nach Deutsch-Südwestafrika und Aufgabenkatalog

Die Satzung des Vereins und das Abkommen zwischen dem *Deutschen Frauenverein für Krankenpflege in den Kolonien* und dem Auswärtigen Amt konnten einen ersten Einblick in den Werdegang einer Aussendung in das Schutzgebiet Deutsch-Südwestafrika und in die Aufgaben beziehungsweise Anforderungen vor Ort geben. Es bedurfte jedoch verschiedener weiterer Stationen, bevor eine Schwester ihren Dienst in Deutsch-Südwestafrika aufnehmen konnte.

Nachdem sich eine Interessentin beim Verein gemeldet hatte und anhand ihrer Unterlagen für einen Dienst grundsätzlich infrage kam, wurde gemäß Aufnahmebestimmungen die Auswahl durch den Frauenverein getroffen. So ist eine Aufnahme im Alter von 21 bis 34 Jahren für diejenigen Frauen möglich, die keine Vorbildung in der Pflege haben; bis 36 Jahren, wenn eine Vorbildung als Krankenschwester vorlag.[69] Sofern die Altersgrenze eingehalten war, fand für die Schwestern im Staatskrankenhaus zu Hamburg-Eppendorf eine Ausbildung von einem Jahr (für Schwestern mit Vorbildung) und anderthalb Jahren (für Schwestern ohne Vorbildung) statt.[70]

Ab 1901 übernahm auch das Institut für Schiffs- und Tropenkrankheiten, unter der Leitung von Bernhard Nocht, die praktische und theoretische Vorbereitung von Schwestern insbesondere im Hinblick auf die Behandlung von Tropenkrankheiten.[71] Spezielle Hebammenschulen übernahmen derweil die Ausbildung für Hebammen und die gynäkologisch-geburtshilfliche Expertise.[72] Dies führt vor Augen, wie gut ausgebildet und vorbereitet die Schwestern ihren Dienst in Deutsch-Südwestafrika und in den anderen Schutzgebieten des Deutschen Kaiserreichs versahen. So lernten sie neben den klassischen Pflegeaufgaben und dem Hauswirtschaften auch das Mikroskopieren und einfache Blutuntersuchen.[73] Mit dieser Ausbildung – in einer Zeit, in der noch keine

69 Vgl. Aufnahmebestimmung für die in den Dienst des Deutschen Frauenvereins für Krankenpflege in den Kolonien eintretenden Schwestern, BArch R8023 166a.

70 Vgl. ebd.

71 Vgl. Eckart, Wolfgang U.: Medizin und Kolonialimperialismus Deutschland 1884–1945, S. 47.

72 Vgl. ebd.

73 Vgl. ebd.

gesetzlichen Vorgaben für eine Ausbildung in der Krankenpflege existierten und die Krankenpflege bisher als freiwilliger weiblicher Nächstenliebesdienst betrachtet wurde – waren die Schwestern vergleichsweise gründlich vorbereitet.

Von dem Verein wurden offensichtlich keine Mühen gescheut, die Frauen auf ihren Dienst vorzubereiten. Die Kosten trug der Verein.

Nach einer bestandenen Tropentauglichkeitsuntersuchung erwartete die Schwestern eine Dienstzeit von zwei Jahren in Deutsch-Südwestafrika, Dienstkleidung nebst Ausrüstungsgeld von 100 Mark, mögliche Dienstprämien und vor allem ein monatliches Gehalt von 65 Mark.[74]

Das Nähere regelte der mit der Schwester geschlossene (Arbeits-)Vertrag, der ergänzend einen Erholungsurlaub[75] von 14 Tagen im Jahr zusicherte und einen Fahrschein der ersten Klasse für die Seereise nach Deutsch-Südwestafrika beinhaltete.[76]

In den Akten des Bundesarchivs findet sich eine Vorlage für den mit der Schwester zu schließenden Vertrag.[77] Dieser ist interessant, da er zeigt, worauf sich die Frauen mit ihrer Unterschrift einließen und womit sie, da sie ja zumeist noch nie vor Ort ihren Dienst verrichtet haben, rechnen konnten.[78] In den Paragrafen 9 und 10 sind die Rechte und Pflichten vereinbart. Dieser Teil dürfte – neben der Entlohnung – die meiste Aufmerksamkeit erhalten haben, denn er regelte, welche Leistungen die Schwestern für das erhaltene monatliche Gehalt erbringen sollten.

Es ist zu entnehmen, dass die Schwester dem Gouverneur vor Ort oder dem Stellvertreter, dem leitenden Arzt und dem Verwaltungsleiter des Krankenhau-

74 Vgl. Aufnahmebestimmungen BArch R8023 166a.

75 Ein Ausdruck der Entwicklungen hin zum Sozial- und Wohlfahrtstaat. Erholungsurlaub in lohnabhängiger Erwerbstätigkeit war die Ausnahme. Vgl. dazu: Osterhammel, Jürgen: Die Verwandlung der Welt. Eine Geschichte des 19. Jahrhunderts, München 2009.

76 Vgl. Vordruck für einen Vertrag zwischen dem Deutschen Frauenverein für Krankenpflege in den Kolonien und der Schwester, BArch R151 F 82610.

77 Der Vertrag besteht aus vier Seiten, auf denen 14 Paragraphen die Zusammenarbeit von der Schwester mit dem Verein regeln.

78 Es war für die Schwestern theoretisch möglich, sich nach Rückkehr aus dem Schutzgebiet erneut entsenden zu lassen, wovon die wenigsten Gebrauch machten. Entweder blieben sie aufgrund von Heirat gleich vor Ort oder nahmen ihren Dienst nach Rückkehr ins Deutsche Kaiserreich wieder auf.

ses unterstellt war. Sofern eine Oberschwester ebenfalls im Krankenhaus eingesetzt war, hatte sie auch hier den Anordnungen zu folgen. In der Hierarchie befand sie sich demnach sehr weit unten. Unter ihr rangierten wohl nur noch die einheimischen Helfer.

Weiter war im Vertrag geregelt, dass die Oberschwester die Schwestern gegenüber Krankenhausleitung und Gouvernement vertrat. Beschwerden der Schwestern hatten über die Oberschwester zu erfolgen.[79] Welche Beschwerden tatsächlich gestellt wurden, zeigt sich in der Auswertung der Schwesternbriefe im weiteren Verlauf.

Zu den Aufgaben der Schwester gehörte es gemäß Vertrag, monatlich gegenüber dem Verein zu berichten.[80] Aus diesem Grunde existieren die sogenannten Schwesternbriefe, die im Vereinsblatt „Unter dem roten Kreuz" auszugsweise veröffentlicht wurden.

Hinzu tritt die Pflege von Kranken, wobei sie diese „außerhalb des Krankenhauses [...] nur in Ausnahmefällen und auf ausdrückliche Anordnung des leitenden Arztes übernehmen" darf.[81] Zudem darf die Schwester „keinerlei Vergütungen annehmen."[82] Neben der Krankenpflege „hat die Schwester auch bei Bereitung der Krankenkost und der Verwaltung des Wäschestandes [...][83] zu unterstützen. Ausdrücklich aber soll sie „zu anderen wirthschaftlichen Verrichtungen [...] nicht herangezogen werden."[84]

Hier wird sehr klar aufgezählt, was zu ihren Aufgabenfeldern zählte und was nicht. Mit einer Unterschrift unter den Vertrag erklärte sich die Schwester also bereit, neben der Krankenpflege bei Bedarf auch einen Dienst in der (Wasch-) Küche zu verrichten.

Was hier vertraglich geregelt zu sein scheint, wird, wie noch ausgeführt werden wird, oft der Anstoß für Beschwerden sein – Unstimmigkeiten in der Hierarchie und insbesondere die Aufgaben vor Ort geben Grund für Eingaben an den Verein, was sich in den Schwesternbriefen zeigen wird.

---

79 Vgl. Vordruck für einen Vertrag, BArch R151 F 82610.
80 Vgl. ebd.
81 Vgl. ebd.
82 Vgl. ebd.
83 Ebd.
84 Ebd.

Zur Erholung während des Aufenthalts in Deutsch-Südwestafrika standen sogenannte Erholungsheime zur Verfügung. Oftmals allerdings haben die Frauen, sofern sie dann schwerwiegender erkrankt waren, den Dienst vorzeitig abbrechen und heimreisen müssen. Schnellstmöglich musste dann Ersatz gefunden werden und der Bewerbungsprozess begann erneut.

Nach Darstellung des Prozedere der Bewerbung und Einstellung zeigt sich, dass die Schwestern, die sich für Deutsch-Südwestafrika gemeldet hatten, eine bewusste, oftmals freiwillige Entscheidung aus eigenen Motiven getroffen hatten.

Spätestens in der Zeit ihrer anderthalbjährigen Ausbildung dürfte ein Reflexionsprozess stattgefunden haben, sollte es im Nachhinein doch noch Zweifel hinsichtlich der Bewerbung gegeben haben. Denjenigen Schwestern, die nach Deutsch-Südwestafrika reisten, dürften die Ausrichtung des Vereins (mit seiner übergeordneten Idee) und die Aufgaben vor Ort, durch die Aushändigung der Satzung und Unterzeichnung des Vertrages deutlich geworden sein. Bei den bekannten Anforderungen bedarf es schon einer gewissen Überzeugung, sich auf dieses Unterfangen einzulassen.

In der Annäherung an eine Bewertung der Rolle des *Deutschen Frauenvereins für Krankenpflege in den Kolonien* und seinen Frauen in den imperialen Bestrebungen des Kaiserreichs sind in diesem Kapitel zum einen die gesellschaftspolitischen Prozesse skizziert worden, durch die sich der Verein formiert hat. Zum anderen ist aufgezeigt worden, welche Interdependenz zwischen Verein und staatlich-imperialen Strukturen vorlag. Zudem ist beschrieben worden, wie die Anstellung der auszusendenden Krankenpflegerinnen seitens des Vereins organisiert wurde.

Es ist deutlich geworden, dass verschiedentliche Faktoren zur Gründung führten. Ganz sicher aber wäre es ohne Kolonialerwerb und das imperiale Streben des Deutschen Kaiserreichs der Verein nicht zur Gründung gekommen. Hier ist auch die Ausrichtung des Vereins zu verorten, denn die Verflechtung mit den staatlichen Strukturen und die erwähnte Schutzbitte an den Reichskanzler lassen vermuten, dass der Verein seinen Beitrag zur Krankenpflege im Schutzgebiet Deutsch-Südwestafrika auch mit und vor allem zur Unterstützung des imperialen Strebens des Deutschen Kaiserreichs leistete.

Wie aber sah dieser Beitrag konkret aus? Konnte er – und wenn ja, in welchem Maße – eine Wirkung entfalten?

Hierfür sollen im nächsten Schritt die Akteure – die Frauen – des *Deutschen Frauenvereins für Krankenpflege in den Kolonien* betrachtet werden.

Die Akten des Reichskolonialamtes im Bundesarchiv gaben mit dem genannten Vordruck für ein Vertragsformular für die Schwestern einen Einblick in die Erwartungen, welche die Frauen gegenüber der Stelle in Deutsch-Südwestafrika hegen konnten. Die Aufgaben waren klar definiert.

Welche weiteren Wünsche und Erwartungen knüpfte aber die Frau, die sich für diesen Dienst meldete, an eine Tätigkeit in Deutsch-Südwestafrika? Wovon waren die Frauen beeinflusst: Können ideologisch-imperialistisch oder eher idealistisch geprägte Motive ausfindig gemacht werden oder war es gar die schiere finanzielle Not, die zu der freiwilligen Meldung zu diesem Unterfangen führte?

2. Die Frau im *Deutschen Frauenverein für Krankenpflege in den Kolonien*

An dieser Stelle soll erneut herausgestellt werden, dass die wenigsten weiblichen Mitglieder des *Deutschen Frauenvereins für Krankenpflege in den Kolonien* tatsächlich ihren Dienst in einem deutschen Schutzgebiet antraten. Dies ist erstaunlich, denn im Jahr 1910 zählte der Verein um die 12.500 Mitglieder.[85] In Deutsch-Südwestafrika hingegen waren zu Hochzeiten lediglich 20 Schwestern gleichzeitig stationiert.[86] In allen deutschen Schutzgebieten waren bis 1914 nicht mehr als 70 Schwestern gleichzeitig im Dienst des Vereins[87], in Deutsch-Südwestafrika maximal 22 Pflegerinnen zeitgleich. In diesen Zahlen zeigt sich einerseits der sehr kleine Wirkungskreis in den deutschen kolonialen Gebieten im Verhältnis zur Größe des Vereins. Andererseits wird deutlich, dass die daheimgebliebenen Vereinsmitglieder offensichtlich in großen Maßen die Krankenpflege in den Schutzgebieten unterstützen wollten.

Dazu passt, wie Ann Stoler konstatiert, dass die Aussendung von Frauen in Schutzgebiete oft ein Indiz für den Wunsch nach Stabilisierung der Kolonialherrschaft darstellte. Dies kann gemäß Stoler bedeuten, dass die bereits erfolgte Kolonialherrschaft im Schutzgebiet abgesichert wird oder dass eine angegriffene oder instabile Kolonialherrschaft im Schutzgebiet wieder stabilisiert werden soll.[88] Im Fall Deutsch-Südwestafrika dürften gar beide Varianten je nach Zeitraum zutreffend sein. Die meisten Aussendungen fanden im Zeitraum 1904 bis 1907 statt, dem Zeitraum der kriegerischen Auseinandersetzungen und hoher Fragilität des kolonialen Systems vor Ort.

Wie oben geschildert, mussten ordentliche und außerordentliche Mitglieder immerhin finanzielle Beiträge leisten. Diejenigen Frauen, die sich über die bloße Mitgliedschaft hinaus für den Dienst in Deutsch-Südwestafrika ent-

85 Vgl. Naarmann, Bernhard: Koloniale Arbeit unter dem Roten Kreuz. „Der Deutsche Frauenverein vom Roten Kreuz für die Kolonien" zwischen 1888–1917, S. 61.

86 Vgl. ebd., S. 27.

87 Vgl. Eckart, Wolfgang U.: Die vaterländischen Frauenvereine des Roten Kreuzes am Beispiel des Frauenvereins für die Krankenpflege in den Kolonien, S. 106.

88 Stoler, Ann Laura: Rethinking Colonial Categories: European Communities and the Boundaries of Rule. in: Comparitive Studies in Society and History. Vol. 31, No.1, S. 147.

schieden, schienen im Gegensatz zu den restlichen Mitgliedern eine nochmals gesteigerte oder anders gelagerte Motivation zu haben.

Sie engagierten sich in der Idee des Vereins nicht nur finanziell, sondern direkt vor Ort in den deutschen kolonialen Gebieten.

Im Folgenden soll der Blick auf das Spannungsfeld geworfen werden, in dem sich die Rolle der Frau zu Beginn des 20. Jahrhunderts im Deutschen Kaiserreich befand: Auf der einen Seite die aufkeimende feministische Bewegung und das neue durchaus selbstbewusste Selbstverständnis zumindest eines Teils der bürgerlichen Frauen im Deutschen Kaiserreich. Auf der anderen Seite die tradierten Frauenrollen, mit denen Frauen im Verein aufgeladen und schließlich nach Deutsch-Südwestafrika entsandt wurden.

2.1 Feminismus – Antifeminismus

Man kann nicht von „der Frau“ als Stereotyp in den Reihen des *Deutschen Frauenvereins für Krankenpflege in den Kolonien* sprechen. Hier gab es die Frauen im Vorstand, welche oft adeliger Abstammung oder Ehefrauen von hochrangingen Militärs waren. Mitbegründerin des Vereins und Erste Vorsitzende war beispielsweise Frau Frieda Freiherrin von Bülow. An der Spitze des Vereins stand überdies zu Beginn Gräfin Martha von Pfeil, im Anschluss daran Gräfin Clara von Monts. Zudem befand sich beispielsweise auch Frau Vizeadmiral Livonius im Vorstand.[89] Andere Frauen im Vorstand gehörten reichen Industriefamilien wie Hoesch oder Stumm an.[90]

Lora Wildenthal stellt heraus, dass 14 Prozent der Mitglieder des Vereins zum Adel und zwölf Prozent zum oft darin aufgehenden Militär gehörten. Außerdem fanden sich Angehörige aus dem öffentlichen Dienst und dem sogenannten Bildungsbürgertum im Verein wieder.[91]

Der Vorstand für sich genommen bildete also eine den anderen Mitgliedern und insbesondere den tatsächlichen Krankenpflegerinnen diametral gegen-

89 Vgl. Eckart, Wolfgang U.: Medizin und Kolonialimperialismus Deutschland 1884–1945, S. 42.

90 Vgl. ebd.

91 Wildenthal, Lora: German Women for Empire, 1884–1945. London 2001, S. 41.

überstehende kleine Gruppe von Frauen, wenn man die erwähnten 12.500 Mitglieder aus 1910 in Verhältnis setzt.

Hinzu gesellen sich die ordentlichen weiblichen Mitglieder und auch die weiblichen außerordentlichen Mitglieder, die allesamt unterschiedliche Motive für ihr Engagement im Verein hatten.

Alle zusammengenommen aber unterlagen den gesellschaftlichen Fortschritten der sich etablierenden Frauenbewegung zum ausgehenden 19. Jahrhundert, welche Einfluss auf sie nahm:

Einer der Ausgangspunkte der aufkommenden feministischen Bewegung der Moderne des 19. und beginnenden 20. Jahrhunderts ist das „bipolare Geschlechtermodell", dass die Frau „qua vorgeblich natürlicher Eigenschaften, den Mann auf öffentliches Wirken, die Frau dagegen auf den häuslichen Binnenraum verwies."[92] Dies sollte man allerdings auf der Folie der Bürgerlichkeit lesen. Es betrifft die bürgerliche Frau der Oberschicht. In Zeiten von Industrialisierung und technischem Fortschritt mit neuen Produktionsmöglichkeiten konnte es sich eine Arbeiterfamilie schlicht nicht leisten, die Frau der Familie zuhause und von Erwerbstätigkeit freigestellt zu lassen. Diejenigen mussten eine Tätigkeit in der Textilindustrie oder anderen Gewerken zu schlechten Arbeitsbedingungen und geringer Bezahlung annehmen.[93] So ist es nicht verwunderlich, dass der Großteil der Vereinsfrauen der bürgerlichen Schicht, die Frauen im Vorstand gar dem Adel angehörten. Es sind diejenigen, die bisher von einer sinnstiftenden Tätigkeit ferngehalten wurden und auch keiner Erwerbstätigkeit nachgingen.

Bayly hält insgesamt alle Frauen der Zeit betreffend dazu fest: „Frauen aller Schichten und Rassen blieben die Opfer eines männlichen Verständnisses von Krankheit und Geburt, das sie auf subtile Weise als geistig und körperlich minderwertig klassifizierte."[94]

---

92 Vgl. Planert, Ute: Antifeminismus im Kaiserreich, S. 20.

93 Vgl. Bayly, Christopher A.: Die Geburt der modernen Welt. Eine Globalgeschichte 1780–1914, Frankfurt/New York 2008, S. 497; Zur Rolle junger Frauen und Mädchen im textilen Produktionsprozess im 18. und 19. Jahrhundert vgl. auch: Maynes, Mary Jo: Girlhood in Modern European History. (Proto-)Industrialisation, Consumption, Marriage, and Selfhood, ca. 1750–1900 Contribution to the web-feature "European history - gender history", in: Themenportal Europäische Geschichte, 2009, www.europa.clio-online.de/essay/id/fdae-1501.

94 Ebd.

Die Ausbildung bürgerlicher und adliger Frauen war in der zweiten Hälfte des 20. Jahrhunderts auf familiäre Themen reduziert. In aller Regel verließen die Mädchen spätestens mit 16, eher mit 14 Jahren die Schule und warteten auf die Eheschließung. Eine sinnstiftende Tätigkeit blieb verwehrt und so stieß die bürgerliche Frauenbewegung in genau diese Lücke.[95]

Frauen waren von politischen Prozessen ausgeschlossen. Wird dieser Umstand oft als Ergebnis eines männlich dominierten Aktes als unumstößlich bewertet, so ergänzt Bayly hier. Er sagt, dass parallel dazu die Auffassung des politischen Prinzips von Unabhängigkeit herrschte und Frauen es schlicht abgesprochen wurde, aufgrund der „sozialen Rolle“[96] unabhängig urteilen zu können.[97] Die Bewertung wiederum dürfte allerdings wieder von Männern der Zeit erfolgt sein.

Aus der Kritik an Bildungschancen und am Verweis in die häusliche Sphäre der bürgerlichen Frauen erwächst die Forderung nach Teilhabe in der Erwerbstätigkeit und an politischen Entscheidungsprozessen. Die sogenannte Frauenfrage, also die Frage nach möglicher Teilhabe von Frauen in der Gesellschaft fand „als kulturelles, ökonomisches und auch politisches Problem einen festen Platz in der öffentlichen Diskussion der wilhelminischen Gesellschaft […]“.[98]

Die Vielschichtigkeit der Frauenfrage zu Beginn des 20. Jahrhunderts im Deutschen Kaiserreich kann hier nicht hinreichend dargestellt werden. Im deutschsprachigen Raum allerdings haben Süchting-Hänger und Planert umfangreiche Studien zur Erforschung dieses Diskurses erbracht. In der englischsprachigen Literatur trägt Wildenthal mit einer Studie einen umfassenden Beitrag zum oben genannten Diskurs bei.[99]

Frauenvereine entstehen, um den Mangel an politischer Teilhabe zumindest mit gesellschaftlichem Engagement zu kompensieren.

Die Stimmen, die nach besseren Bildungschancen für Mädchen rufen, wenden sich 1887 an das preußische Unterrichtsministerium, mit der Forderung nach Reformen und einer Ausbildung von Lehrerinnen; ein Jahr später fordern

95 Vgl. Süchting-Hänger, Andrea: Das „Gewissen der Nation“, S. 21.
96 Bayly, Christopher A.: Die Geburt der modernen Welt, S. 376.
97 Vgl. ebd.
98 Vgl. ebd., S. 23.
99 Vgl. Wildenthal, Lora: „German Women for Empire, 1884–1945“, London 2001.

die Verfasserinnen der Forderung die Freigabe des Ärzteberufes für Frauen und 1892 beschäftigt sich der Reichstag mit der Frage nach einem Universitätszugang für Frauen.[100] Die feministische Frauenbewegung erlebt ihr politisches Momentum zum Ende des 19. Jahrhunderts.

Parallel dazu dominieren allerdings auch konservative Beharrungskräfte einen antifeministischen Diskurs. Sie verorten die Weiblichkeit weiterhin innerhalb des Wirkungskreises der privaten Familie.[101] Die Arbeit der Frauenvereine werteten sie als „Ausfluß christlicher Nächstenliebe"[102].

Die antifeministische Opposition formierte sich vornehmlich entlang der theologischen Lehre der evangelischen Kirche und ihren Verfechtern. Hier erfolgte die Reduktion der Frau auf Mütterlichkeit aufgrund von Bildungsgrenzen.[103]

Weitere Gegner des aufkeimenden Feminismus und vor allem der weiblichen Erwerbsarbeit fanden sich auf dem Gebiet der Nationalökonomie. Demnach sei der Beitrag der Frauen an der wirtschaftlichen Prosperität des Deutschen Kaiserreichs, darin zu erbringen, den Mann zu unterstützen und die Gesellschaft mit Nachwuchs zu stärken. Sofern Frauen also einen Beruf ergreifen sollten, würden sich die Tätigkeiten, wenn es nach ihnen ginge, auf die „Heimarbeit, Krankenpflege, Erziehung [...]"[104] beschränken.

Über allem thronte die Furcht, die britischen Entwicklungen um die Suffragetten würden auf das Deutsche Kaiserreich überschwappen. Bayly betont, dass der steigende Lebensstandard zu Beginn des 20. Jahrhunderts, auch der unteren Mittelschicht, es den Männern eher erlaubte, „Frauen aus Geschäften oder der Arbeit im öffentlichen Bereich" herauszuhalten, wo die Frauen prinzipiell die Chance gehabt hätten, sich als „unabhängige Handelnde" zu beweisen oder sich Ersparnisse hätten erarbeiten können.[105] Vielmehr fanden Arbeitgeber oft die Möglichkeit, „weibliche Löhne an die Männer zurückzuleiten".[106]

100 Vgl. Planert, Ute: Antifeminismus im Kaiserreich, S. 32.
101 Vgl. ebd., S. 21.
102 Ebd.
103 Vgl. ebd., S. 26.
104 Planert, Ute: Antifeminismus im Kaiserreich, S. 27.
105 Vgl. Bayly, Christopher A.: Die Geburt der modernen Welt, S. 497.
106 Vgl. ebd.

Es kann davon ausgegangen werden, dass im Grunde die meisten weiblichen Mitglieder des *Deutschen Frauenvereins für die Krankenpflege in den Kolonien* in dieser Dichotomie zu verorten waren, wenngleich die Gründe für eine Bewerbung für einen Dienst in Deutsch-Südwestafrika divers gewesen sein dürften.

Dabei stellen Großherzigkeit und die christliche Nächstenliebe ein grundsätzliches Leitmotiv der meisten Pflegerinnen dar, dem sich vielfältige Konstellationen von persönlichen Motiven anschließen.

Livia Loosen mutmaßt zu den Gründen von ausreisenden Siedlerinnen in die Südsee und hier dürften analog auch zusätzliche Gründe für die Krankenpflegerinnen und ihre Motivation für eine Ausreise nach Deutsch-Südwestafrika zu finden sein:

So beschreibt Loosen einen (aus unterschiedlichen Gründen verursachten) statistischen Frauenüberschuss im Deutschen Kaiserreich, der nun zur Folge hatte, dass Frauen schwer einen Ehemann für die finanzielle und materielle Absicherung fanden.[107] Gleichzeitig waren die möglichen eigenen Erwerbstätigkeiten noch begrenzt, weshalb der Weggang als Krankenpflegerin opportun erscheinen konnte.

Loosen ergänzt allerdings neben diesen Motiven auch den Antrieb aus persönlichen Krisen heraus, wie der Fall der Schwester Berty Gleiss bestätigt. Ihre Bewerbung erfolgte aus der finanziellen und gesellschaftlichen Not, alleinerziehend nach dem Tod ihres Ehemannes mit zwei Kindern zu sein, weshalb sie die Krankenpflege in Deutsch-Südwestafrika antreten wollte. Dieser Dienst blieb ihr zwar verwehrt, doch bot man ihr an, einen Dienst im Krankenhaus Hamburg-Eppendorf anzutreten.[108] Ihr Fall dient als Beispiel, dass es mitunter auch sehr profane existenzielle Motive sind, die die Frauen in den kolonialen Krankenpflegedienst trieb.

Zu guter Letzt nennt Loosen auch „die Propaganda der Frauenbewegung“[109], welche die Frauen und auch Krankenpflegerinnen mobilisiert haben dürfte, wenn die Unterstützung der kolonialen Idee zur gemeinschaftlichen nationalen

107 Vgl. Loosen, Livia: Trägerinnen deutscher Bildung, deutscher Zucht und Sitte. Alltag und Rollenbild deutscher Frauen in den Südseekolonien des Kaiserreichs, S. 41.

108 Vgl. BArch R 8023 166.

109 Loosen, Livia: Trägerinnen deutscher Bildung, deutscher Zucht und Sitte. Alltag und Rollenbild deutscher Frauen in den Südseekolonien des Kaiserreichs, S. 41.

Idee erklärt wurde: So findet sich in den Akten des Bundesarchivs der Aufruf des Deutschkolonialen Frauenbundes mit der Aufforderung in ebendiesen einzutreten mit Begründung, dies sei eben die „nationale Pflicht“.[110]

Der Großteil der Krankenpflegerinnen dürfte sich aber allerdings auch hinter den Zielen des Vereins, wie im geschilderten Brief an den Reichskanzler aufgeführt, versammelt haben.

Eckhart spricht beispielsweise von „Kolonialenthusiastinnen“[111], die sich im Verein formierten. Lora Wildenthal führt aus, dass die Erste Vorsitzende, Frau von Bülow, sich selbst als Botschafterin der deutschen Kultur und des Nationalstolzes betrachtete.[112]

Die Frauenbewegung und der daraus entstandene weibliche Kolonialenthusiasmus mit der ideellen Idee des Kolonialimperialismus können als Leitmotive für den Dienst in Deutsch-Südwestafrika markiert werden, mindestens aber den Impuls zur Vereinsgründung gegeben haben.

„Der weibliche Kulturimperialismus war integraler Bestandteil der wilhelminischen Machtpolitik“, stellt Drummond fest.[113] Drummond erläutert, dass, wenn Männer sich auf aktive Politik beschränken, die Frauen ihren Beitrag „für die Ausbreitung der deutschen Kultur und [...] Gesundheit“ zu erbringen hätten.[114]

Wenn sich bisher damit auseinandergesetzt wurde, was die Frauen selbst mitunter von ihrer Tätigkeit erwarteten oder erwarten konnten, so soll nun noch darauf geschaut werden, was Politik und Gesellschaft von ihnen in Deutsch-Südwestafrika erwarteten. Hier gilt es zu schauen, welche persönlichen Motive sich mit den Erwartungen der wilhelminischen Gesellschaft daheim deckten und an welchen Stellen eine Diskrepanz bestand, die in den persönlichen Reflexionen zu Schwierigkeiten im Alltags(er)leben führten.

---

110 Aufforderung zum Eintritt in den „Deutschkolonialen Frauenbund“, BArch R 8023 153.

111 Eckart, Wolfgang U.: Medizin und Kolonialimperialismus Deutschland 1884–1945, S. 44.

112 Vgl. Wildenthal, Lora: German Women for Empire 1884–1945, S. 28.

113 Vgl. Drummond, Elisabeth A.: „Durch die Liebe Stark, deutsch bis ins Mark“: Weiblicher Kulturimperialismus und der deutsche Frauenverein für die Ostmarken. in: Planert, Ute (Hg.): Nation, Politik und Geschlecht, Frauenbewegungen und Nationalismus in der Moderne, Frankfurt u. a. 2000, S. 147.

114 Vgl. ebd.

2.2 Tradition: Die Frau als moralische Instanz

Es ist bis hierher schon deutlich geworden, welche Aufgaben in Deutsch-Südwestafrika, nämlich Krankenpflege und Hauswirtschaft, durch die entsandten Pflegeschwestern vornehmlich zu erledigen waren. Auch ist ausgeführt worden, welche subjektiven Motive mitunter zu einer Tätigkeit an der südwestafrikanischen Küste führen konnten.

Die Frauen sahen sich aber auch mit gesellschaftlichen Erwartungen des Deutschen Kaiserreichs konfrontiert, die ihnen direkt oder auch indirekt aufgetragen wurden und dessen sie sich mitunter gar nicht selbst bewusst waren. Hier sollen die drei ineinandergreifenden gesellschaftlichen Diskurse erörtert werden, welche die Tätigkeit vor Ort ebenfalls beeinflussten und den Frauen die Rolle einer moralischen Instanz übertrugen, derer sie mitunter vielleicht gar nicht gewachsen waren: erstens die Siedlungsprogramme, zweitens die rassistischen Motive und drittens die damit einhergehende Angst vor der sogenannten *„Verkafferung"*, also der Verheiratung von deutschen Männern mit indigenen Frauen.

„Deutsch-Südwestafrika stellte die einzige deutsche Siedlungskolonie dar."[115] Für die deutsche Bevölkerung war es nur wenig attraktiv, in die deutschen afrikanischen Kolonien zu siedeln. Entfernung, Klima und Krankheiten ließen nur wenige Deutsche nach Deutsch-Südwestafrika und die anderen afrikanischen Kolonien umsiedeln.[116] Bei denjenigen, die gleichwohl diesen Schritt wagten, fußte die „Haltung gegenüber der indigenen Bevölkerung explizit auf sozialdarwinistische Annahmen."[117] Das rassistische Motiv der europäischen Überlegenheit gegenüber der indigenen Bevölkerung zog sich nicht nur durch die Berliner Kolonialpolitik als Leitmotiv, ganz besonders reichte es bis nach Deutsch-Südwestafrika.

Zur Versorgung der Siedler und auch zur Steigerung der Attraktivität des Standortes für deutsche Siedler wurden Krankenhäuser und Entbindungs-

115 Barth, Boris: Die Grenzen der Zivilisierungsmission. Rassenvorstellungen in den europäischen Siedlungskolonien Virginia, den Burenrepubliken und Deutsch-Südwestafrika. in: Barth, Boris und Osterhammel, Jürgen (Hg.): Zivilisierungsmissionen. Imperiale Weltverbesserung seit dem 18. Jahrhundert. Konstanz 2005, S. 219.

116 Vgl. ebd., S. 218.

117 Ebd., S. 219.

stationen in Windhoek und Swakopmund eingerichtet. Hier behandelten die Ärzte, die militärischen Sanitätsoffiziere und die Krankenpflegerinnen des *Deutschen Frauenvereins für Krankenpflege in den Kolonien* Krankheiten wie die Ruhr, Typhus, Magen-Darm-Infekte und Malaria. Später, während des Genozid an den Herero und Nama 1904 bis 1907 und mit den damit einhergehenden gewaltvollen und tödlichen Auseinandersetzungen wurden sowohl stationäre als auch mobile Lazarette eingerichtet, um die diversen Verwundungen der deutschen Soldaten zu behandeln.

In allen diesen medizinischen Versorgungsstätten waren die Schwestern in ihrem Einsatz auf die Krankenpflege und Hauswirtschaft reduziert. Ärztinnen existierten zu dieser Zeit schlicht nicht. Wie oben im vorherigen Punkt ausgeführt, ist dies ein Beleg der antifeministischen Haltung im Kaiserreich, den Frauen, wenn überhaupt, eine Erwerbstätigkeit in der Krankenpflege zuzugestehen, eine Tätigkeit also, die bis dato ohnehin den Frauen aufgrund vermeintlicher „natürlicher" Eigenschaften wie Nächstenliebe und Fürsorglichkeit zugetraut wurde. Das tradierte bipolare Rollenbild bestand also fort, auch wenn es bereits zur Jahrhundertwende vereinzelt Frauen gelang, einen vollwertigen Universitätsabschluss in Kontinentaleuropa zu erwerben, zum Beispiel Marie Curie als Physikerin in Paris.[118]

Doch nicht nur in der allgemeinen Tätigkeit der Krankenpflege fand sich die Konfrontation der Frauen mit den tradierten Rollen. Auch wurde ihnen implizit eine weitere Rolle zugeschrieben, nämlich die der Retterin der weißen Kultur. So wurde die deutsche Frau aufgeladen als ein „Kulturwesen" in Abgrenzung zur indigenen Frau als „Naturwesen" und die imperiale Ausdehnung des Deutschen Kaiserreichs wurde eng mit dem „weiblichen Kulturimperialismus" verknüpft, also dem Überführen der deutschen Kultur durch die Frau in die deutschen Schutzgebiete.[119]

Diese Aufgabe wurde nicht direkt geäußert oder an die Krankenpflegerinnen herangetragen, sondern eher implizit durch die Vereinsstrukturen vermittelt. Eine Reichstagsdebatte von 1899 skizziert, die von den Abgeordneten wahrgenommene Dringlichkeit dieser Aufgabe:

118 Vgl. Bayly: Die Geburt der modernen Welt, S. 496.

119 Vgl. Kundrus, Birthe: Die imperialistischen Frauenverbände des Kaiserreichs, S. 19.

Franz Prinz von Ahrenberg als Vizepräsident der Deutschen Kolonialgesellschaft stellte den Antrag an das Deutsche Kaiserreich, die Ansiedlung von Frauen in Deutsch-Südwestafrika zu fördern und zu finanzieren, um so dem Problem der *„Verkafferung"*, also der Vereinigung von deutschen Männern mit indigenen Frauen, entgegenzutreten.[120]

Tatsächlich kam diese Problematik erst im Laufe der 1890er-Jahren auf, als in Deutsch-Südwestafrika Landflächen vermehrt an Veteranen vergeben wurden oder auch im Deutschen Kaiserreich das Interesse andersherum von deutschen Frauen an Tanzdarbietungen afrikanischer Männer etwa im Rahmen der Gewerbeausstellung 1896 stieg.[121] Bis dahin waren Mischehen immerhin noch toleriert.

Zunehmend war aber die polemische Warnung im Umlauf, dass man nicht weniger als den Untergang der deutschen Nation durch die oben genannten Entwicklungen befürchtete. In einem Aufruf des „Deutschkolonialen Frauenbundes" 1907 ist zu lesen, dass den „[...] das Deutschtum in der Kolonie in hohem Masse gefährdenden Mischehen nach Möglichkeit vorzubeugen" sei.[122]

Offenbar hoffte man auf die Ansiedlung von unverheirateten, kinderlosen Frauen vor Ort, um der Ausbreitung von Mischehen die Grundlage zu entziehen.

Die Reichstagsdebatte rief verschiedene Reaktionen hervor, insbesondere aufseiten von Kritikern wie den Sozialdemokraten um August Bebel.[123] Schließlich wurden zwar die staatliche Förderung einer solchen Siedlungsmission abgelehnt und die Finanzierung derartiger Missionen in die Verantwortung der Deutschen Kolonialgesellschaft gelegt. Der von rassenpolitischem Denken beeinflusste gesellschaftliche Diskurs blieb jedoch gestehen, insbesondere wenn er der Frage galt, welche „Art" von Frauen sich denn in Deutsch-Südwestafrika eignen, dem Erhalt des Deutschtums in besonderer Weise zu dienen.

Hier gingen die Meinungen auseinander: Der Gouverneur von Deutsch-Südwestafrika, Theodor Leutwein, war der Meinung, dass es der Arbeiterklasse entstammende, wenig fordernde Frauen sein müssten oder auch Frauen aus

---

120 O'Donnell, K. Molly: The Servants of Empire, Sponsored German Women's Colonization in Southwest-Africa, 1896–1945. New York 2023, S. 27.

121 Vgl. ebd., S. 29.

122 BArch R 8023 153.

123 Vgl. O'Donnell, K. Molly: The Servants of Empire, S. 28.

Handwerkerfamilien oder mit landwirtschaftlichem Hintergrund, die sich ihrer Rolle als Ehefrau bewusst seien. Sie wären eher an die Einfachheit des Lebens in Deutsch-Südwestafrika zu gewöhnen. Anderenfalls bestünde die Gefahr, dass die Männer vor einer Verheiratung zurückschreckten.[124]

Auch Minna Cauer ist der Auffassung, dass das Frauensiedlungsprogramm unterstützt werden müsse, wie O'Donnell in ihrer aktuellen Studie aufzeigt.[125]

Dies überrascht, wenn man bedenkt, dass sie als Frauenrechtlerin und Stimme der Frauenbewegung agierte. Ihre Haltung zum Feminismus scheint nach heutigem Maßstab von Ambivalenz und Kolonialenthusiasmus geprägt gewesen zu sein. Im Gegensatz zu Leutwein suchte sie aber die zu entsendenden Frauen – ähnlich dem britischen Beispiel der British Women's Emigration Association, die die Übersiedlung von in wirtschaftliche Schieflage geratenen Frauen aus der bürgerlichen Mittelklasse unterstützte – eher in der bürgerlichen gebildeten Mittelschicht und bot an, mit ihrem „Berlin Verein Frauenwohl" die Siedlungsfrage zu unterstützen. Minna Cauers Argumentation zufolge waren sich diese Frauen ihrer kulturimperialistischen Aufgabe eher bewusst und dadurch auch eher fähig, diesem Ziel aus eigener Überzeugung zu dienen.[126] Auf diesen Schluss ließ Leutwein sich nicht ein.[127]

Im Zuge dieser Diskussion, die die Frauen auf Verheiratung und Mütterlichkeit reduzierte, sah sich 1898 der *Deutsche Frauenverein für Krankenpflege in den Kolonien* mit der Frage konfrontiert, inwieweit der Verein gewillt sei, seinen Teil an dem privat finanzierten Frauen-Siedlungsprogramm im Rahmen der Aussendung seiner Krankenpflegerinnen zu leisten. Die Deutsche Kolonialgesellschaft hatte eine entsprechende Anfrage an den Verein gestellt. Diese Anfrage überrascht nicht, denn der *Deutsche Frauenverein für Krankenpflege in den Kolonien* widmete sich nicht nur einem der Weiblichkeit zugeschriebenen Tätigkeitsbereich, sondern er stand darüber hinaus unter „dem allerhöchsten Protektorat Ihrer Majestät der Kaiserin"[128], und das aus gutem Grunde:

124 Vgl. ebd., S. 40–41.

125 Vgl. ebd.

126 Vgl. ebd.

127 Vgl. ebd.

128 Verschiedenes, aber beispielsweise Aushang für Benefizkonzert des Frauenvereins, BArch R 8023 166a.

Die Kaiserin Auguste Viktoria als Inbegriff von Weiblichkeit passte hervorragend als Schirmherrin von Frauenvereinen. So war sie auch Schirmherrin des Vaterländischen Frauenvereins. „Sie war streng protestantisch und lebte nur für ihren Mann und ihre Familie.“[129] Sie wurde als freundlich und herzensgut beschrieben.[130] Ihre Ehe wurde als beispielgebend für das Familienleben betrachtet.[131] So setzte der *Deutsche Frauenverein für Krankenpflege in den Kolonien* auch nach außen ein Zeichen, neben der inhaltlichen Ausrichtung auch formal in traditioneller Linie wahrgenommen zu werden.

Das Protokoll der Hauptversammlung des *Deutschen Frauenvereins für Krankenpflege in den Kolonien* von 1898 gibt nun Auskunft:

So wird hier festgehalten, dass man sich wohl der etwaigen Problematik im deutschen Schutzgebiet Deutsch-Südwestafrika bewusst sei, dass „es Ehen zwischen Eingeborenen und Europäern“[132] gebe. Auch zeigte sich der Verein mit den rassistischen Motiven des Siedlungsprogramms verständig, wenn es zuerst heißt: „Die Erfahrung hat gelehrt, daß bei diesen Mischehen der Mann bald völlig auf den niederen kulturellen Standpunkt seiner Frau herabsinkt, und somit er, wie seine Nachkommen für die Kulturentwicklung des Landes verloren sind.“[133] Und im Anschluss daran weiter: „Bei der verhältnismäßig großen Anzahl in Südwestafrika ansässiger deutscher Männer [...] liegt die Gefahr nahe, daß auch diese Leute sich bei dem Mangel weißer Frauen mit schwarzen verheirathen.“[134]

Allerdings erteilte der Verein der Frage nach einer Beteiligung oder Unterstützung an dem Siedlungsprogramm eine Absage und begründete dies einerseits damit, dass die Koordinierung der Siedlung weiterhin in einer Hand, und zwar in der der Deutschen Kolonialgesellschaft, liegen sollte. Außerdem war der Verein der Auffassung, dass die Beschäftigung mit der Siedlungsfrage „ganz außerhalb unserer satzungsmäßig begrenzten Wirksamkeit liegen würde.“[135]

129 Süchting-Hänger, Andrea: Das „Gewissen der Nation“, S. 45.
130 Vgl. ebd.
131 Vgl. ebd.
132 Protokoll der Hauptversammlung 1898, BArch R 8023 166.
133 Ebd.
134 Ebd.
135 Ebd.

So möchte sich der *Deutsche Frauenverein für die Krankenpflege in den Kolonien* offensichtlich nicht an dem strukturell angelegten Siedlungsprogramm für Frauen beteiligen und sah seinen Wirkungskreis für das kulturimperiale Streben des Deutschen Kaiserreichs in der Unterstützung vor Ort durch die Krankenpflege.

Die Krankenpflegerinnen allerdings wurden durch diesen Diskurs rund um das Siedlungsprogramm der Deutschen Kolonialgesellschaft auf ihre tradierte Rolle der Krankenpflege begrenzt. Außerdem manifestierte die Diskussion das Bild der Frau in den Kolonien als moralische Instanz, der es letztlich auferlegt wird, die deutsche Kultur zu retten, indem sie die deutschen Männer vor dem „Absinken in den niederen kulturellen Standpunkt" bei Verbindungen mit einheimischen Frauen bewahrt.

So bleibt die Frage, inwiefern diese Erwartung trotz offizieller Absage des Vereins an die Deutsche Kolonialgesellschaft für das Siedlungsprogramm, an die Frauen vor Ort herangetragen wurde. Es ist leicht vorstellbar, dass in dem mehrere tausende Kilometer entfernten Deutsch-Südwestafrika möglicherweise die Verabredungen im Deutschen Kaiserreich nicht täglich präsent waren.

Andere Frauenvereine wie beispielsweise der „Deutschkoloniale Frauenbund" riefen ganz offensiv zur Unterstützung und Lösung der Siedlungsfrage auf, indem sie dafür warben, Mitglied zu werden, damit „eine möglichst schnelle Uebersiedlung deutscher Frauen nach dem Schutzgebiete Deutsch-Südwestafrika"[136] zu gewährleisten sei. Es sei „nationale Pflicht aller deutschen Frauen"[137].

Zwar richtete sich der *Deutsche Frauenverein für Krankenpflege in den Kolonien* an verantwortungsvolle, charakterstarke Frauen ohne Abenteuersinn[138], es bleibt jedoch zu überprüfen, ob dieses Bild auch vor Ort dasjenige war, was eintrat.

Bis hierher kann zusammengefasst werden, dass die Krankenpflegerinnen zwischen intrinsischer, mitunter feministischer Motivation und gesellschaftlicher antifeministischer und tradierter Erwartung genährt aus rassistischen Theorien aufgeladen nach Deutsch-Südwestafrika reisten. Daran schließt sich nun die Frage nach dem Alltag vor Ort an.

136 Aufforderung zum Eintritt in den „Deutschkolonialen Frauenbund", BArch R 8023 153.

137 Ebd.

138 Vgl. O'Donnell, K. Molly: The Servants of Empire, S. 41.

Zunächst soll im Abgleich zu den im ersten Kapitel aufgezeigten vertragsmäßig festgehaltenen Aufgaben geschaut werden, welche Aufgaben vor Ort übernommen werden mussten. Dies ist schließlich wichtig, um die anschließenden Reflexionen der Krankenpflegerinnen ins Verhältnis zu den Erwartungen zu setzen.

3. Alltagserfahrungen der Krankenpflegerinnen in Deutsch-Südwestafrika

Wie bereits dargelegt, sollten die Krankenpflegerinnen in Deutsch-Südwestafrika hauptsächlich für die Krankenpflege herangezogen werden. Dies beinhaltete auch die Bereitung der Mahlzeiten sowie die Bereitung der Wäsche. Ausdrücklich sollten keine weiteren hauswirtschaftlichen Aufgaben von den Krankenpflegerinnen verrichtet werden. Wie gestaltete sich der Alltag entlang dessen?

Auskunft über die Tätigkeiten vor Ort können zum einen die Akten des Bundesarchivs und die Schwesternbriefe in der Vereinszeitschrift „Unter dem roten Kreuz" geben. Zum anderen soll aber auch das Fotoalbum des Sanitätsrats Dr. Schultze untersucht werden. Alle drei Quellen zusammengenommen können einen breiten Einblick in die Tätigkeiten der Krankenpflegerinnen aus unterschiedlichen Perspektiven geben.

Das Fotoalbum des Sanitätsrates Dr. Schultze stellt den Alltag in einem ganz speziellen Zeitraum dar, nämlich zwischen 1904 bis 1907 in dem Zeitraum des Herero-und-Nama-Genozid der deutschen Truppen. Es bildet somit in dem genannten Quellenbestand eine Ausnahme: Denn erstens handelt es sich vornehmlich um eine bildliche Quelle und keine textuale. Deshalb muss sie gesondert betrachtet werden, da es sich mutmaßlich zweitens nicht um das alltägliche Tätigkeitsbild der Krankenpflegerinnen handelte, sondern vielmehr um den Alltag während kriegerischer Auseinandersetzungen und in einer Ausnahmesituation, die, so darf ebenfalls vermutet werden, erhöhte Anforderungen an die Krankenpflegerinnen und das weitere medizinische Personal vor Ort stellte. Dies muss bei der Heranziehung und Bewertung Berücksichtigung finden.

So soll in der folgenden Betrachtung das Jahr 1904, in dem der Herero-und-Nama-Genozd begann, als Wegmarke dienen. Die Aufmerksamkeit soll den Zeugnissen vor und auch nach 1904 gelten. Der Zeitraum 1904 bis 1907 soll separat in die Betrachtung einbezogen werden.

Deutsch-Südwestafrika als Einsatzgebiet für Krankenpflegerinnen des Vereins wuchs stetig an: Bis 1903 entstanden zivile Krankenhäuser und militärische Lazarette in Windhoek, Swakopmund, Keetmanshoop und Grootfontain.

Später entstanden in Karibib und Okahandja sogenannte Krankensammellager.[139] Die Anzahl der eingesetzten Schwestern stieg ebenfalls stetig. 1892 wurden zunächst zwei Krankenpflegerinnen ausgesendet, bereits 1904 waren in allen Stationen in Deutsch-Südwestafrika mindestens 20 Schwestern eingesetzt; Ausnahme bilden die Jahre 1905/06 mit 21 Schwestern vor Ort.[140] Aufgrund der kriegerischen Auseinandersetzungen mit dem Volk der Herero und Nama stieg nachvollziehbar der Bedarf an Krankenpflegerinnen.

Bis 1904 waren Krankenpflegerinnen zu zweit oder allein am Standort eingesetzt. Ab 1903/04 waren sie mitunter auch zu viert für ein Lazarett zugeteilt.[141]

3.1 Aufgabenbereiche der Krankenpflegerinnen in Deutsch-Südwestafrika

Bereits die Anreise aus dem Deutschen Kaiserreich nach Deutsch-Südwestafrika war ein Wagnis:

„Am 16. März bin ich in Keetmanshoop angelangt, nachdem ich ein ganzes Vierteljahr zur Reise hierher gebraucht habe [...]“[142], schreibt Schwester Hermine Seiff am 20. März 1901 an den Vorstand. Zur Anreise schildert sie weiter: „[...] fünf Wochen habe ich allein gebraucht, um von Lüderitzbucht nach Keetmanshoop zu kommen.“[143] Dies lag nicht allein an der Entfernung, die, wie sie weiter berichtet, lediglich 400 Kilometer beträgt, sondern vielmehr an der Trockenheit des Bodens. Die Fahrt wurde mit Ochsenkarren zurückgelegt

139 Vgl. Eckart, Wolfgang U.: Medizin und Kolonialimperialismus Deutschland 1884–1945, S. 260.

140 Vgl. Naarmann, Bernhard: Koloniale Arbeit unter dem Roten Kreuz, S. 27, Tabelle. Wolfgang Eckart schreibt von 31 Schwestern. Möglicherweise handelt es sich um einen Übertragungsfehler aus der Quelle. Vgl. Eckart, Wolfgang U.: Medizin und Kolonialimperialismus Deutschland 1884–1945, S. 229.

141 Aufschluss über die Zuteilung der Krankenpflegerinnen gibt die Rubrik „Übersicht der Verteilung unserer Pflegeschwestern“ im Vereinsblatt „Unter dem roten Kreuz“ bspw. XIV. Jahrgang aus März 1903.

142 Schwesternbrief der Schwester Hermine Seiff in: „Unter dem rothen Kreuz“, XIII. Jahrgang, August 1902.

143 Ebd.

und die Tiere hatten aufgrund der Trockenheit wenig Nahrung, sodass sie allein zwei Wochen warten mussten, „bis die frischen Ochsen ankamen“[144]. Man verbrachte also Vieh zum Weitertransport auf die Strecke, damit dieses dann die Gruppe nach Keetmanshoop transportierte. Ein Aufwand, der kaum vollstellbar erscheint, neben der langen Anreise über See.

Die Fahrt mit einem Ochsenkarren über fünf Wochen stellte große Anforderungen an Reisende. Schwester Seiff schreibt dazu, dass es mit voranschreitender Reisedauern zunehmend leichter wurde, sich „in den primitiven Verhältnissen zurecht zu finden, alles in einem Topfe zu kochen, ohne Tische und Stühle, oder gar Tischtuch, Mittag zu essen.“[145] Insbesondere die hygienischen Verhältnisse forderten Schwester Seiff heraus, wenn sie schreibt: „Die Wasserverhältnisse blieben immer spärlich, das Waschen wurde nach wie vor für einen überflüssigen Luxus erklärt.“[146] Nach ihren Schilderungen hat der Frachtführer des Trosses das Waschen weitestgehend untersagt, indem er vermeldete, „die Haut bliebe weicher und man transpirirte nicht so viel.“[147] Schwester Seiff gab sich damit nicht zufrieden und hatte eine eigene Strategie, um das Verbot zu umgehen. Sie schreibt dazu: „Na, ich […] stand Morgens vor dem Sonnenaufgang auf […] und holte mir heimlich aus dem Wasserfaß Wasser zum Waschen.“[148]

Das Waschen war Schwester Seiff so wichtig, dass sie es trotz des Verbotes heimlich vor Sonnenaufgang verrichtete. Eine kleine Rebellion gegen das Bild der gehorsamen und sich unterordnenden Frau, allerdings gleichsam das Zugeständnis an das eigene weibliche bürgerliche Selbstbild, das es nicht zuließ, fünf Wochen ungewaschen auf einem Ochsenkarren zu reisen. Schon die Anreise scheint hier den Ausblick auf das Leben in Deutsch-Südwestafrika zu geben: auf den Umgang mit Regeln und Strukturen, welche aufgrund der Gegebenheiten vor Ort nicht immer vorschriftsmäßig eingehalten und befolgt werden konnten.

Eine weitere Schilderung der Anreise findet sich im abgedruckten Brief von Schwester Gertrud Willrich, die im Frühjahr 1903 Schwester Hermine Seiff in

144 Ebd.
145 Ebd.
146 Ebd.
147 Ebd.
148 Ebd.

Keetmanshoop ablöste. Auch Schwester Gertrud reiste mit dem Ochsenwagen von Lüderitzbucht nach Keetmanshoop und berichtete dazu:

> „Die Reise auf dem Ochsenwagen hat 25 Tage gedauert und ist mir sehr gut bekommen, hat mir viel Vergnügen gemacht [...]. Mit Waschwasser bin ich, mit Ausnahme von fünf Tagen, immer versehen gewesen, in der Zeit habe ich mich mit Parfüm gewaschen, wonach ich ganz gelbbraun wurde, etwas bin ich nun aber doch schon abgebleicht.“[149]

Hygiene scheint ein wichtiges Thema gewesen zu sein, wenn davon unabhängig voneinander in den Quellen berichtet wird und sich Platz dafür in den Briefen findet.

Zwei Jahre später beschreibt Schwester Gertrud ein gemäßigteres Bild ihrer Anreise. In den Orten, die sie durchreiste, erhielt sie frische Lebensmittel und ein Vollbad. Die Strecke war gut zu befahren, da es erst geregnet hatte, und sie genoss die Abendstimmung während des Trecks.[150]

Ein ähnlicher Bericht findet sich von den Schwestern Riemasch und Braun, die gemeinsam den Weg nach Windhoek antraten und einigermaßen auf das Schlimmste gefasst waren, aber doch hocherfreut die ersten Blicke auf Windhoek richteten „nach dem traurigen Anblick von Swakopmund“.[151]

Es kann davon ausgegangen werden, dass die Schwestern ihre Berichte sorgsam verfassten, denn sie wussten, dass ihre Briefe im Vereinsblatt veröffentlicht werden würden, waren sie doch mitunter selbst Leserinnen desselben in der Zeit vor ihrer Reise gewesen. So liegt auf der Hand, dass die verfassten Zeilen gelegentlich auch nicht die ganze Wahrheit widerspiegeln dürften, wenn es um die Schwere der Anreise ging. Keine der Schwestern mochte wahrscheinlich einen Bericht verfassen, der den Vorstand verärgert oder mögliche andere Interessierte von einer Bewerbung in die Kolonien abgehalten hätte. Es zeigt allerdings, dass die Frauen, angetrieben durch persönliche und auch kolonialenthu-

149 Schwesternbrief der Schwester Gertrud Willrich in: „Unter dem rothen Kreuz“, XIV. Jahrgang, Juli 1903.

150 Vgl. ebd.

151 Schwesternbrief der Schwestern Riemasch und Braun in: „Unter dem rothen Kreuz“, XIV. Jahrgang, Juli 1903.

siastische Motive, gewillt waren, Entbehrungen in Kauf zu nehmen. Anders als die Männer, die möglicherweise eine erfolgreiche militärische Karriere vor sich hatten oder als Siedler wirtschaftlich erfolgreich werden konnten, hatten sie beruflich und persönlich viel weniger Profit zu erwarten. Es kann gemutmaßt werden, dass die Frauen von einer derartigen Willensstärke getragen wurden, dass sie die Mühe der Anreise auf sich nehmen und durchstehen konnten. So war es wohl ein schmaler Grat, die vermeintlich richtigen Worte zu finden, wie in den weiteren Schilderungen noch zu sehen sein wird.

Auch das Fotoalbum des Sanitätsrats Dr. Schultze beginnt auf den ersten Seiten mit Fotografien von Ausschiffungshäfen und Transportdampfern. Der den Fotografien vorangestellte Text zu den Bildern spricht von einer Reisezeit von 21 Tagen nach Swakopmund.[152] Dies entspricht rund drei Wochen. Für die reine Schiffspassage von Hamburg nach Swakopmund kann diese Angabe wohl als passend angesehen werden. Zur Dauer der Reisezeiten für Anschlusswege nach Windhoek, Karibib oder Keetmanshoop finden sich keine Angaben. Zur Beschwerlichkeit der Reise finden sich ebenfalls keine Fotografien oder Angaben. Vielmehr findet sich im Schlusswort des Albums der Hinweis, dass die Kaiserin Auguste Viktoria höchst persönlich an den Abschiedsfeiern vor der Ausreise der Schwestern teilnahm und jeder einzelnen Schwester Wünsche mit auf den Weg gab.[153] In den hier untersuchten Briefen konnte allerdings kein Vermerk gefunden werden, dass die Kaiserin die Krankenpflegerinnen bei der Abreise aus dem Deutschen Kaiserreich verabschiedet hätte. Sicherlich hätte ein solch hoher Besuch Eingang in die Briefe gefunden. Hier wird bereits sichtbar, dass unterschiedliche Adressaten- und Verfasserkreise offensichtlich unterschiedliche Maßstäbe an das anlegten, was als Botschaft für den speziellen Adressatenkreis vermittelt werden sollte.

So war das Fotoalbum, wie geschildert, die Grundlage für Vorträge vor medizinischem und militärischem Publikum. Im Vorwort selbst finden sich einige Worte, aus denen sich das Ziel des Albums ableiten lässt. Der Ersteller möchte das Bild zur freiwilligen Krankenpflege in der Gesellschaft zu korrigieren. Er schreibt: „Die freiwillige Krankenpflege ist nicht immer in dem Maße gewürdigt worden, wie sie es verdient; auch im großen Publikum bestehen leider noch immer nicht

152 Vgl. Erläuterungen zu den Bildern, Fotoalbum von Sanitätsrat Dr. Schultze.

153 Vgl. Schlusstext des Fotoalbums von Sanitätsrat Dr. Schultze, letzte Seite.

die richtigen Anschauungen über das, was sie im Kriege leisten kann und darf."[154] Dieses Ansinnen muss bei der Bewertung der Fotografien zur Anreise, aber auch bei den weiteren Untersuchungen mitgedacht werden. Der Verfasser des Fotoalbums möchte die zivile Krankenpflege in den deutschen Kolonien in ein positives, wertschätzendes Licht rücken und dies werden die ausgewählten Fotografien mit hoher Wahrscheinlichkeit versuchen widerzuspiegeln.

Die Krankenpflegerinnen in der medizinischen Pflege

Sobald die Schwestern ihren Bestimmungsort erreichten, wurde umgehend die Unterkunft bezogen und die Arbeit begonnen. Da die Kommunikationswege zwischen Berlin und den Kolonien lang waren, erfolgte die Stellenbesetzung nicht immer nahtlos, sodass die Krankenpflegerinnen schon erwartet wurden.[155]

Wie bereits dokumentiert, bestanden die vertragsmäßig vereinbarten Aufgaben in Krankenpflege und auf Erfordernis in Küchen- und Wäschediensten.

Vor Ort forderten diverse Krankheiten die medizinische Versorgung heraus. Regelrecht epidemisch wurden die einzelnen Stationen von Typhuswellen ergriffen, von denen jede Schwester mehr oder minder zu berichten wusste:

Berta von Ulmenstein schildert in ihrem Brief vom 20. Juni 1901 aus Windhoek:

> „Wir haben eine so schwere Zeit hinter uns, daß es mir ganz unmöglich war Zeit zum Schreiben zu finden. [...] denn schon nach acht Tagen wurden mir wieder Typhus- über Typhuskranke gebracht, darunter ernste, schwere Fälle [...]".[156]

Schwester Emmy Krigar berichtet am 25. Januar 1903 aus Swakopmund von ihrer Furcht vor der nächsten Typhuswelle, wenn sie schreibt: „Der Typhus scheint gottlob dieses Jahr nicht so schwer aufzutreten, die schlimmste Zeit

154 Einleitung des Fotoalbums von Sanitätsrat Dr. Schultze, erste Seite.

155 Vgl. Schweig, Nicole: Weltliche Krankenpflege in den deutschen Kolonien Afrikas 1884–1918, S. 62.

156 Schwesternbrief der Schwester Bertha von Ulmenstein in: „Unter dem rothen Kreuz", XII. Jahrgang, Oktober 1901.

kommt jedoch erst noch. Es sind alle möglichen Vorsichtsmaßnahmen getroffen worden und werden die Fälle hoffentlich einzeln bleiben."[157]

Sogar ihren Erholungsurlaub konnte Schwester Krigar erst mit Verzögerung antreten, denn zuvor musste sie zur Typhuspflege nach Karibib abreisen: „[…] leider kam ich zu spät. Die Kranken – eine weiße Frau und ein eingeborenes Kind – waren schon gestorben."[158]

Dieser Bericht ist in mehrerlei Hinsicht interessant:

Typhus, eine bakterielle, durch Salmonellen hervorgerufene Durchfallerkrankung, kann heute mit Antibiotikum geheilt werden. Die Krankheit wird über mit Fäkalien verunreinigtes Trinkwasser und verunreinigte Lebensmittel übertragen.[159] Um die Jahrhundertwende in Deutsch-Südwestafrika stellte Typhus insbesondere in der Regenzeit eine große Bedrohung dar und forderte viele Todesfälle, wie der Bericht Emmy Krigars zeigt.

Typhus stellte eine derart zentrale Erkrankung in Deutsch-Südwestafrika dar, dass im Jahresbericht für die Jahre 1901 und 1902 Schwester Bertha von Ulmenstein ausdrücklich für ihr Wirken in „einer glücklich überwundenen Typhusepidemie" sowie für „ganz besondere amtlicherseits anerkannte Verdienste" namentlich geehrt und ihr gedankt wurde.[160]

Die Bedrohung durch die Erkrankung wurde so groß, dass sie in die Berliner Reichshaushaltsdebatte 1902 mit einem Antrag der Sozialdemokraten auf Zuschuss für die Wasserversorgung Windhoeks Einzug fand. Der Antrag auf diesen Zuschuss wurde abgelehnt, was die heimische Presse stark kritisierte. Dies wiederum blieb nicht unbeantwortet und noch 1902 wurde ein neues Becken für die Frischwasserversorgung in Windhoek in Betrieb genommen. Ebenso wurde in Swakopmund die Beseitigung von Abfall und Fäkalien verbessert.[161]

157 Schwesternbrief der Schwester Emmy Krigar in: „Unter dem roten Kreuz", XIV. Jahrgang, April 1903.

158 Ebd.

159 Vgl. Informationen des Robert-Koch-Instituts unter: https://www.rki.de/DE/Content/Infekt/EpidBull/Merkblaetter/Ratgeber_Typhus_Paratyphus.html#doc2374542bodyText3. Zuletzt abgerufen am 02.10.2023, 20:41 Uhr.

160 Vgl. Jahresbericht des Deutschen Frauenvereins für Krankenpflege in den Kolonien 1901/02, BArch R8023 166a.

161 Vgl. Eckart, Wolfgang U.: Medizin und Kolonialimperialismus Deutschland 1884–1945, S. 259.

Gleichzeitig zeigt der Bericht aber auch, dass sich die Krankenpflege vor Ort eben nicht nur auf die deutschen oder europäischen Siedler beschränkte, sondern, dokumentiert in diesem Fall, auch indigene Patienten von den Schwestern betreut wurden. Laut Schwester Emmy ist ein indigenes Kind, zu dessen Pflege sie ebenfalls gerufen wurde, verstorben.

Und es gibt einen weiteren Beleg dafür in den Akten des Bundesarchivs: Hier befindet sich ein Auszug eines Briefes von Schwester Emmy[162], wenngleich sich die restlichen Briefe nicht in den Akten des Archivs befinden. Die Frage, ob sich die Pflege der Schwestern ausschließlich auf Europäer begrenzte, kann aber auch mit diesem Ausschnitt verneint werden, denn Emmy schreibt ausdrücklich: „Dabei will ich noch bemerken, dass die Eingeborenen genau so behandelt, gepflegt und beköstigt werden, wie die weissen Kranken, wir haben sogar seit 5 Monat (sic!) immer Nachtwache bei denselben gehabt [...].“[163]

Sofern in der Literatur also vereinzelt davon die Rede ist, der Frauenverein hätte sich auf die deutsche Bevölkerung vor Ort verstanden, ist dies zumindest im Hinblick auf das Schutzgebiet Deutsch-Südwestafrika, 1903 in der Swakopmund, widerlegt.

Dieser Ausschnitt, der sich in den Akten des Bundesarchivs befindet, ist ein Teil des Briefes der Schwester Emmy vom 25. Januar 1903, der in der Vereinszeitung aus April 1903 abgedruckt wurde. Dies lässt sich daran nachweisen, dass dieser Ausschnitt weitere Passagen enthält, die sich im abgedruckten Brief enthalten. Genau aber diese Mitteilung über die Pflege der indigenen Bevölkerung fand keinen Eingang in die abgedruckte Version. Somit muss davon ausgegangen werden, dass der Vorstand oder die Vereinsführung die eingegangenen Briefe redigiert und zensiert hat und lediglich Auszüge in der Vereinszeitung gedruckt wurden, die derart zusammengestellt wurden, dass sie der Vereinsführung und dem nach außen kommunizierten Bild entsprachen. Dies ist bemerkenswert, da die abgedruckten Briefe den Anschein erwecken, vollständig abgedruckt zu sein. Dies ist nachgewiesenermaßen offensichtlich nicht der Fall und

162 Die restlichen Briefe der Schwestern, welche im Vereinsblatt veröffentlicht wurden, befinden sich nicht in diesen Akten und auch von diesem Brief findet sich nur diese offenbar mit einer Schreibmaschine vom Original abgeschriebene Seite.

163 Auszug aus einem Briefe der Schwester Emmy Krigar, BArch R151 875.

muss im Folgenden in die Bewertung der Schilderungen der Schwestern mit einbezogen werden.

Zu guter Letzt bleibt in diesem Brief offen, wie es auf Schwester Emmy wirkte, dass ein Kind an Typhus verstorben war. Dass Erkrankung und Tod zum Alltag gehörten, stellte sicherlich auch psychisch eine Herausforderung dar, die zumindest in die abgedruckten Schwesternbriefe der Vereinszeitschrift keinen Eingang fand.

Berichte der Schwestern sprechen neben Typhus als weitere zu behandelnde Erkrankung auch von Schwarzwasserfieber[164], Tuberkulose oder Schlaganfall. Darüber hinaus aber waren auch Erkältungserkrankungen, Malaria oder rheumatische Erkrankungen zu behandeln.[165] Die Pflege von Erkrankten mit Geschlechtskrankheiten wie der Syphilis waren ebenfalls vonnöten, was noch zu thematisieren sein wird. Allerdings liest man in der Vereinszeitung oder in offiziellen Schriftstücken wenig bis nichts dazu.[166]

Ab 1904 mit Beginn des Aufstands der Herero und Nama und dem sich daran anschließenden Genozid und seinen kriegerischen Auseinandersetzungen nahm die Pflege an Anspruch zu: Fast eine jede Schwester wusste von Verwundungen zu berichten – verschiedene Schussverletzungen wie Lungenschüsse, Schulterschüsse, zerschmetterte Unterkiefer bis hin zu Brandverletzungen durch die Sonne.[167] Auch der Typhus grassierte in den Reihen der Militärs: Aus Okahandja berichtete eine Schwester im Juli 1904 von einer Vielzahl von Todesopfern aufgrund einer sehr schweren Typhusepidemie.[168] Der Typhus war in den Kriegsjahren eine schwere Bedrohung: Zwischen Mai 1904 und Februar

164 Schwarzwasserfieber als Erkrankung der Harn- und Nierenwege trat als Komplikation in Verbindung mit der Malaria auf und dem Verabreichen von Chinin.

165 Vgl. Eckart, Wolfgang U.: Medizin und Kolonialimperialismus Deutschland 1884–1945, S. 258.

166 Vgl. Schweig, Nicole: Weltliche Krankenpflege in den deutschen Kolonien Afrikas 1884–1918, S. 98.

167 Vgl. bspw. Schwesternbrief in: „Unter dem roten Kreuz", XV. Jahrgang, April 1904 oder Schwesternbrief in: „Unter dem roten Kreuz" XV. Jahrgang, Mai 1904. Ab 1904 lassen sich die Autorinnen nur noch vereinzelt den Briefen aus den jeweiligen Standorten zuordnen. Es gab einen enormen Aufwuchs von Schwestern in Deutsch-Südwestafrika, welche wiederum zwischen den verschiedenen Etappenlazaretten und festen Standorten bedarfsmäßig hin- und herreisten. In der Vereinszeitschrift wird die Autorenschaft darüber hinaus nicht mehr benannt.

168 Vgl. Schwesternbrief in: „Unter dem roten Kreuz", XV. Jahrgang, September 1904.

1907 starben 529 Soldaten daran.[169] Dies stellt mehr als 80 Prozent derjenigen Todesfälle dar, welche nicht mit unmittelbaren Kriegseinwirkungen im Zusammenhang stehen.[170] Parallel dazu begann man ab 1904 die Truppe systematisch zu impfen, was der Erkrankung zumindest Einhalt gebot.[171]

Zu den Kriegsverletzungen, den Überfällen und kriegerischen Auseinandersetzungen sowie der medizinischen Arbeit innerhalb der Stationen finden sich im Fotoalbum keine Fotografien. Es finden sich Abbildungen der verschiedenen Barracken und Lazarette in der Außenansicht. Auch finden sich Fotografien der indigenen Bevölkerung, Landschaftsansichten in Form von Panorama- und Stadtansichten, Ansichten verschiedener Gebäude wie Bahnhofsstationen oder Läden.[172] Die Abbildung 129 „R. Kr. Baracke, m. Sonnensegel u. allem Komfort ausgestattet."[173] zeigt sechs wahrscheinlich verletzte oder erkrankte Männer sitzend oder auf einer Liege liegend. In der Mitte in Uniform sitzt der Arzt, einen Hund streichelnd. Zu seinen Füßen sitzt ein indigenes Mädchen, was möglicherweise die Lazaretthilfe sein kann. An der Wand im Hintergrund lehnend ebenfalls eine indigene Frau mit Kind auf dem Arm. In der Tür lehnt eine Krankenpflegerin[174]. Es kann den Lichtverhältnissen innerhalb der Baracke geschuldet sein, dass die Erkrankten davor im Freien abgelichtet wurden. So waren die ersten analogen Kameras kaum in der Lage (erst recht ohne Blitzlicht), in dunklen Räumen zu fotografieren. Zugleich suggeriert das Foto natürlich auch einen gewissen Genesungsstand der Erkrankten, der es ermöglicht, sich draußen unter dem angesprochenen Sonnensegel aufzuhalten. Der Herr auf der Bahre hält gar eine Flasche in der Hand, die einer Weinflasche ähnelt.

---

169 Vgl. Eckart, Wolfgang U.: Medizin und Kolonialimperialismus Deutschland 1884–1945, S. 276.

170 Vgl. ebd.

171 Vgl. ebd.

172 Vgl. Fotoalbum von Sanitätsrat Dr. Schultze.

173 Vgl. Bild 129 im Fotoalbum von Sanitätsrat Dr. Schultze, Anhang Nr. 1.

174 Der *Deutsche Frauenverein für Krankenpflege in den Kolonien* schloss sich erst 1909 mit dem Zentralkomitee der Deutschen Vereine vom Roten Kreuz zusammen und firmierte von da an als *Deutscher Frauenverein vom Roten Kreuz für die Kolonien*. Ab 1904 allerdings, mit Beginn der kriegerischen Auseinandersetzungen, übernahm der *Deutsche Frauenverein für Krankenpflege in den Kolonien* die Entsendung der Rote-Kreuz-Schwestern. Alle Krankenpflegerinnen wurden Kriegsschwestern für den Zeitraum 1904–1907. Vgl. Eckart, Wolfgang U.: Medizin und Kolonialimperialismus Deutschland 1884–1945, S. 259.

Die Unterschrift: „mit allem Komfort ausgestattet" soll Annehmlichkeiten und Fortschritt dokumentieren.

Ein weiteres Foto befindet sich in diesem Kontext in ähnlichem Aufbau im Album. Das Bild Nr. 166 ist mit „Krankenzelte mit allem Komfort" unterschrieben.[175] Auch hier wird eine Gruppe Erkrankter und Verwundeter mit Rote-Kreuz-Schwestern und militärischen Pflegern vor einem Lazarettzelt gezeigt. Auch hier soll womöglich ebenfalls der Eindruck von Annehmlichkeiten, gutem Genesungsstand und exzellenter Versorgung erzeugt werden.

Zu den Arten der Erkrankungen oder Verwundungen oder der Entstehung findet sich kein Hinweis. Einzig Abbildungen von Typhusbaracken lassen darauf schließen, dass Typhus eine Erkrankung ist, die behandelt wird. Allerdings scheint dies nicht verwunderlich, wenn sich bereits – wie geschildert – 1902 eine Debatte in der Öffentlichkeit im Deutschen Kaiserreich zum Umgang mit Typhus in Deutsch-Südwestafrika entflammt hatte. So zeigt ein Foto einer Typhusbaracke auch einen sehr gepflegten Flachdachbau mit Umzäunung und begrüntem Garten umgeben von Sand.[176] Fast gleicht die Baracke einer kleinen grünen Oase im Sand. Von der Schwere der Erkrankungen, den epidemischen Zuständen findet sich auch hier kein Bericht. Dabei kommt der Zweck des Albums erneut zum Tragen: Die grausame Realität von Kriegsverletzungen gepaart mit den Erschwernissen einer Typhusepidemie eignen sich nicht für Fotografien und schon gar nicht für den Zweck der positiven Darstellung der zivilen Krankenpflege. Der Ersteller des Albums möchte eher den Eindruck vermitteln, dass die Krankenpflegerinnen souverän handeln und die Patienten in kompetenter medizinischer Versorgung sind. So soll sich der Betrachter und spätere Vortragszuhörer eher ein Bild von Ausstattung und Kompetenz machen und weniger die Grausamkeiten von Zerstörung und Verwundung zu eigen machen.

Erkrankungen der Krankenpflegerinnen

Der Alltag der Krankenpflegerinnen war auch von eigenen Erkrankungen geprägt. Sie steckten sich entweder bei ihren Patienten an oder infizierten sich

175 Vgl. Bild 166 im Fotoalbum von Sanitätsrat Dr. Schultze, Anhang Nr. 2.

176 Vgl. Bild 73 im Fotoalbum von Sanitätsrat Dr. Schultze.

auf anderem Wege mit Krankheiten, bedingt durch die Lebensbedingungen, die sie mit allen anderen Menschen vor Ort teilten.

Auffällig ist, dass die Schwesternbriefe bis 1904 wenig bis gar nichts dazu dokumentieren, ob die Schwestern selbst erkrankten. Falls sie erkrankten, wird es nur kurz erwähnt, aber nicht tiefer thematisiert. Oft aber hatten die Schwestern unspezifisches Fieber, von dem sie sich erholten.[177] Schwester Emmy Krigar in Swakopmund berichtete, ihr sei durch die viele Arbeit „ganz elend geworden und war einige Tage krank."[178] Sofern Schwestern aufgrund von Krankheiten vor Ort verstarben, stellte der Verein umgehend richtig, dass weder Klima noch Tropenkrankheit die Ursache waren, sondern dass es sich vielmehr um Umstände handelte, welche auch ohne den Einsatz in der Kolonie zum Tode geführt hätten.[179]

Es sollte in Erwägung gezogen werden, dass die Schwestern ihre eigenen Erkrankungen für wenig relevant erachteten, sodass sie einfach nicht darüber berichteten. So wollten sie gegenüber dem Vorstand womöglich nicht den Anschein erwecken, den Gegebenheiten vor Ort nicht gewachsen zu sein. Es kann aber auch sein, dass der Vorstand, wie bereits oben ausgeführt, auch diese Passagen vor dem Druck der Vereinszeitung zensiert hat, um das Bild der Arbeit vor Ort nicht zu gefährden.

Ab 1904 nehmen die Berichte der Schwestern über eigene Erkrankungen dann aber zu. Allem Anschein nach wurden die eigenen Erkrankungen gegenüber den Kriegsverletzungen als ein geringeres Leid wahrgenommen und die Authentizität sollte gewahrt bleiben.

So berichtete eine Schwester aus Swakopmund im Juli 1905 von ihrer eigenen schweren Ruhrerkrankung.[180] Eine andere Schwester berichtet von einem „tüchtigen Bronchialkatarrh".[181]

Auch der Bericht einer Beerdigung von Schwester Marta in Lüderitzbucht im Juni 1905 findet sich in der Vereinszeitung. Offenbar war sie auf dem Wege

177 Vgl. Schwesternbrief in: „Unter dem roten Kreuz", XVI. Jahrgang, September 1905.

178 Vgl. Schwesternbrief der Schwester Emmy Krigar in: „Unter dem roten Kreuz", XIV. Jahrgang, April 1903.

179 Vgl. Schweig, Nicole: Weltliche Krankenpflege in den deutschen Kolonien Afrikas 1884–1918, S. 57.

180 Vgl. Schwesternbrief in: „Unter dem roten Kreuz", XVI. Jahrgang, September 1905.

181 Schwesternbrief in: „Unter dem roten Kreuz", XV. Jahrgang, September 1904.

der Besserung einer Erkrankung, als sie noch eine Bauchfellentzündung ereilte und verstarb.[182]

Das Vereinsblatt berichtete zudem von Schwestern, welche aufgrund von Erkrankung die Heimreise angetreten hatten und sich nun zuhause, im Krankenhaus, im Schwesternheim oder in einer Kuranstalt auskurierten.[183] Möglicherweise ließ sich in Kriegszeiten das Bild der unversehrten Schwestern nicht länger aufrechterhalten und man war nun doch zu einer authentischen Sichtweise der Situation gezwungen.

Die Krankenpflegerinnen in der „Frauenpflege"

Eine ganz spezielle Aufmerksamkeit kam der „Frauenpflege", also dem Hebammendienst, zu, um die siedelnden deutschen Frauen bestmöglich zu versorgen.

Der bereits erwähnte Jahresbericht in den Akten des Bundesarchivs weist hierzu aus, dass ein neues Krankenhaus in Windhoek errichtet werden konnte und die speziell gynäkologisch ausgebildete Krankenpflegerin Anna Kaminsky es nun möglich machte, eine Abteilung für Frauenkrankheiten einzurichten. Damit ist „einem lange und drückend empfundenen Bedürfnisse abgeholfen, da die Frauen oft in den ärmlichsten und unzureichenden Räumen verpflegt werden mußten."[184] Diese Entwicklung sei, so der Jahresbericht, deshalb so wichtig, da „eine erhebliche Verbesserung" eine größere Sicherheit für das dortige Familienleben bedeutete und dieser Umstand als „werthvoll für die Entwicklung der Kolonie" gewertet wurde.[185]

Mit zunehmender Siedlung deutscher Frauen wurden auch die Themen der Entbindungen und Wochenbettpflege drängender. Darüber hinaus wurde hierfür 1908 das Wöchnerinnenheim „Elisabethaus" in Windhoek eröffnet.[186] Dies sollte den großen Bedarf decken.

182 Vgl. Schwesternbrief in: „Unter dem roten Kreuz", XVI. Jahrgang, August 1905.

183 Vgl. Rückblicke in „„Unter dem roten Kreuz", XVI. Jahrgang, September 1905.

184 Jahresbericht des Deutschen Frauenvereins für Krankenpflege in den Kolonien 1901/02, BArch R8023 166a.

185 Vgl. ebd.

186 Vgl. Eckart, Wolfgang U.: Medizin und Kolonialimperialismus Deutschland 1884–1945, S. 262.

Und auch die ausgebildete Hebamme, Schwester Emmy Krigar, wird in Swakopmund in der Wochenbettpflege benötigt. Sie schreibt: „Ich habe auch in dem letzten halben Jahre 3 Entbindungen gehabt, ich mußte freilich meine Wöchnerinnen morgens ganz früh besorgen und abends nach dem Dienst."[187]

Für Schwester Emmy Krigar blieb es nicht dabei. Die Akten des Bundesarchivs zeigen, dass Emmy Krigar zur Jahreswende 1904 auf 1905 ebenfalls für eine Wöchnerinnenpflege eingesetzt war – allerdings privater Natur. Im Beginn des 20. Jahrhundert ging man vom Verein dazu über, auch Gemeindeschwestern zu bestimmen[188], die den Bedarf an häuslicher Pflege in der Gemeinde decken sollten.

Für den folgenden Fall konnte nicht zweifelsfrei geklärt werden, ob die Schwester Emmy Krigar als Gemeindeschwester ernannt worden war oder die im Vertrag genannte Ausnahme einer privaten Pflege vorlag. Es gibt aber Hinweise darauf: Es findet sich ein Wortprotokoll von Schwester Emmy Krigar, in dem sie angibt, nicht entsprechend ihrer Tätigkeit entlohnt worden zu sein und Anspruch auf nachträgliche Zahlung des Verpflegungsgeldes zu haben. Offensichtlich hatte sie in diesem Zusammenhang den Weg zur Leitung des Gouvernements, mindestens zur Leitung des medizinischen Dienstes gesucht, um ihre Beschwerde anzubringen. Darin schildert sie, Dr. Fuchs habe sie zur Entbindung und Wochenbettpflege seiner Frau von September 1904 bis Januar 1905 zu sich nach Karibib bestellt. Hierfür sei sie nicht entsprechend der Vereinbarung entlohnt worden.[189] Dr. Fuchs vermerkte daraufhin auf dem Protokoll seinerseits, dass dies nicht der Wahrheit entspräche und korrigierte den Zeitraum. Alles ab dem 26. Dezember 1904 käme einer persönlichen Gefälligkeit in seinem Hause gleich und „übrigens habe ich […] ihr ein recht ansehnliches Honorar gewährt."[190]

Eine Frau, die sich entsprechend ihrer ihr zugewiesenen Rolle als demütige, helfende Hand des Mannes, in diesem Fall des Arztes, versteht, wäre hier wohl

187 Schwesternbrief der Schwester Emmy Krigar in: „Unter dem roten Kreuz", XIV. Jahrgang, April 1903.

188 Vgl. Schweig, Nicole: Weltliche Krankenpflege in den deutschen Kolonien Afrikas 1884–1918, S. 83.

189 Vgl. Protokoll vom 6. Februar 1905, BArch R151 F 82612.

190 Ebd.

anders, zurückhaltender, vorgegangen. Es bedurfte Mut, einen Anspruch gegen den vorgesetzten Arzt zu den Akten zu geben. Im Verlauf der Akte findet sich ein Beleg dafür, dass der Arzt offenbar Anstoß an dem nicht dem weiblichen Rollenklischee entsprechenden Verhalten von Schwester Emmy Krigar genommen hatte: Sie wurde entlassen. Aber selbst ein Schreiben der Kolonialabteilung des Auswärtigen Amtes an das Gouvernement in Windhoek vom 30. März 1905 zeigte Unverständnis über diesen Akt: „Aus den anbei zurückfolgenden Vorgängen läßt sich nicht ersehen, weshalb die Entlassung der Krieger [...] beantragt worden ist."[191] Und weiter heißt es darin, dass angenommen wird, „daß der Grund für die Entlassung wohl nur zum geringen Teile der Schwester zur Last gelegt werden kann."[192] Außerdem hätte man Schwester Krigar nur eine Fahrkarte zweiter Klasse für die Rückfahrt ausgehändigt, ihr stünde eine Erste-Klasse-Fahrt gemäß Vertrag zu.[193]

Es steht zu vermuten, dass der Arzt Dr. Fuchs nach der Beschwerde von Schwester Emmy, die seit 1901 ihren Dienst (ganz offenbar länger als die vereinbarten zwei Jahre) tat, die Kündigung veranlasste. In der Kolonialabteilung des Auswärtigen Amtes konnte die Entlassung offensichtlich nicht nachvollzogen werden.

Hier traf das Rollenverständnis der durchaus selbstbewussten Schwester, die wahrscheinlich mit dem im Verein geleisteten Dienst ihren Teil zur kolonialimperialen Idee des Deutschen Kaiserreiches beizusteuern beabsichtigte, auf das tradierte konservative Rollenverständnis des Arztes. Die Frau wurde auf ihren Platz im bipolaren Geschlechtermodell verwiesen, sie sollte dem Mann untergeordnet sein. Geradezu plastisch wird das hierarchische Verhältnis der beiden daran, dass die Frau auf Geheiß des Mannes bei vermeintlichem Ungehorsam die Kolonie verlassen musste, während der Mann weiter seinen Dienst tun konnte.

Auch mit Einsetzen der kriegerischen Auseinandersetzungen ab 1904 blieb der Hebammendienst eine Aufgabe für die Krankenpflegerinnen. So berichtet

191 Schreiben der Kolonialabteilung des Auswärtigen Amtes an das Gouvernement in Windhoek vom 30. März 1905, BArch R151 F82612.

192 Ebd.

193 Vgl. ebd.

ein Brief von „mehreren geburtshilflichen Fällen".[194] Ein Jahr später schilderte ein anderer Brief aus Windhoek, dass „viele Kindlein geboren"[195] worden seien.

Das Fotoalbum indessen weist keine Fotografien von Geburtsstationen oder Hebammenstuben auf. Allerdings findet sich eine Fotografie mit der Unterschrift „Säuglings-Fürsorge in Deutsch-Südwestafrika"[196]. Die Fotografie zeigt eine Krankenpflegerin auf einem Stuhl sitzend und den Säugling wahrscheinlich einer der Siedlerinnen fütternd. Erst auf den zweiten Blick sieht man, dass neben der sitzenden Krankenpflegerin in weißer Schwesterntracht noch ein indigenes Kleinkind im Alter von vielleicht drei Jahren im Kleid und barfuß an die Schwester geschmiegt steht. Es scheint ein vertrautes Verhältnis zu bestehen und stellt einen weiteren Beleg dafür dar, dass sich zumindest in Deutsch-Südwestafrika die Schwestern des Frauenvereins sowohl um die deutschen Siedler als auch um die indigene Bevölkerung kümmerten.

Die Krankenpflegerinnen als Kindergärtnerinnen

Aus dieser Säuglingspflege leitet sich folgend ein weiteres Betätigungsfeld der Schwestern ab: die Betreuung der Kleinkinder. Diese Aufgabe ist im Vertrag explizit nicht genannt und wird gleichwohl von den Pflegerinnen übernommen.

Der Jahresbericht 1901/1902 schildert dazu, dass der Gemeindekirchenrat der evangelischen Gemeinde Windhoek um Überlassung einer Schwester zur Leitung eines in Windhoek zu gründenden Kindergartens bat.[197] Hierfür wurde Krankenpflegerin Selma Fehre als Leitung des Kindergartens bestellt.

Schwester Selma schreibt dazu: „Herr Oberstabsarzt schlug mir vor, bis die Genehmigung unseres verehrten Vorstandes eingetroffen sei, so lange provisorisch die Kinderspielschule resp. den Kindergarten zu leiten. Nach manchem Für und Wider ist es denn auch geschehen [...].[198]

194 Schwesternbrief in: „Unter dem roten Kreuz", XV. Jahrgang, September 1904.

195 Schwesternbrief in: „Unter dem roten Kreuz", XVI. Jahrgang, September 1905.

196 Vgl. Bild 41 im Fotoalbum von Sanitätsrat Dr. Schultze, Anhang 3.

197 Vgl. Jahresbericht des Deutschen Frauenvereins für Krankenpflege in den Kolonien 1901/02, BArch R8023 166a.

198 Schwesternbrief der Schwester Selma Fehre in „Unter dem rothen Kreuz", XII. Jahrgang, Oktober 1901.

Offensichtlich ist es für Schwester Selma keine Selbstverständlichkeit, als ausgebildete Krankenpflegerin die Kinderbetreuung zu übernehmen. Sie tut es aber nach Abwägung trotzdem.

In ihrem Brief an den Vorstand nimmt sich Schwester Selma auch die Zeit, ihren Tagesablauf zu beschreiben. Ihre Wohnung besteht aus einem Wohnzimmer, einem Schlafzimmer und einer Küche und befindet sich im Pfarrhaus. Um halb neun Uhr kommen die zu betreuenden Kinder, es folgt ein Gebet und ein Marsch im Park. Um zehn Uhr gibt es Frühstück, wieder ein Gebet und im Anschluss daran erzählt sie biblische Geschichten.[199] Interessant ist dabei, dass Schwester Selma wie folgt berichtet: „Als ich heute z. B. die Geschichte von zwei Kindern erzählte, die nicht naschen sollten, wo der Knabe es doch that und dafür bestraft wurde, hingegen das Mädchen belohnt wurde, hörten alle ganz ernsthaft zu und waren still [...].“[200]

In diesem kleinen Ausschnitt, der den Kindern als Geschichte erzählt wurde, findet sich das Rollenmodell der Zeit bestätigt: Die Frau (hier das Mädchen) ist gehorsam und wird belohnt. Der Mann ist ungehorsam und wird bestraft.

Nicht nur, dass die Kinder lernen, besser gehorsam zu sein, sondern in der Geschichte ist es das Mädchen, das augenscheinlich schon als kleines Kind naturgegeben ist. Mädchen sind artig und befolgen die Regeln, so lautet hier die implizit übermittelte Botschaft.

Außerdem zeigt dieses Beispiel die enge Verflechtung von sogenannten zivilem Krankenpflegeverein und evangelischer Mission. Nicht nur, dass die Mission vor Ort die Schwester angefragt hatte, auch die Schwester selbst handelte im religiösen Sinne und betete mit den Kindern oder erzählte biblische Geschichten. Das bedeutet, auch wenn der Verein ein bürgerlicher war und christlicher Glauben nicht mehr Voraussetzung war, um den einst religiösen Liebesdienst der Krankenpflege auszuüben, dass die Schwestern sehr wohl dem christlichen Glauben verhaftet waren und in diesem Lichte auch tätig wurden.

Obwohl Schwester Selma die Leitung des Kindergartens innehatte, so war gleichzeitig auch die Gemeindearbeit als Gemeindeschwester und die weitere Krankenpflege von ihr zu übernehmen. Dazu schreibt sie: „Im letzten Monat hatte ich öfter in der Gemeinde zu tun, momentan habe ich eine Wöchnerin zu

199 Vgl. ebd.
200 Ebd.

pflegen und außerdem Malariakranke."[201] Hier zeigt sich, dass der Dienst im Kindergarten zusätzlich zu den krankenpflegerischen Aufgaben übernommen wurde und die ohnehin vielen Aufgaben ergänzte.

Mit dem neu aufgekommenen Medium der Fotografie Anfang des 20. Jahrhunderts ging auch das Vereinsblatt dazu über, zu den Schwesternbriefen und anderen Rubriken Fotografien abzudrucken. In den ersten Jahren des 20. Jahrhunderts fand dies nur sehr vereinzelt und ausgewählt statt, was den hohen Kosten der Fotografie jener Zeit geschuldet sein dürfte. Je etablierter das Medium aber war, umso mehr Fotos finden sich auch im Vereinsblatt.

Eines der ersten abgedruckten Fotos in der Vereinszeitschrift zeigt Schwester Selma im Kreis der zu betreuenden Kinder.[202]

Das Fotoalbum des Sanitätsrats Dr. Schultze selbst weist keine Fotografien von Kindergärten oder Ähnlichem auf. Bis auf das oben angesprochene Foto zur Säuglingspflege spart das Fotoalbum diesen Bereich der Aufgaben der Krankenpflegerinnen aus. Dies lässt sich sowohl auf den Ersteller als auch auf den Adressatenkreis zurückführen. So war es der Sanitätsrat Schultze im militärischen Rang, der die Bilder für das Album selektierte und anordnete. Dabei kann davon ausgegangen werden, dass er die Fotografien vor Ort auch selbst erstellte, wenngleich sich die Urheberschaft der Fotografien nicht mit aller Sicherheit festlegen lässt. Der Name des Sanitätsrats wurde mindestens aber Bestandteil des Albumtitels und lässt diesen Schluss zu.

Fotografien und Fotoalben stellen keine Abbildung von Realitäten, sondern vielmehr die Konstruktion solcher dar.[203] Insbesondere bei der analogen Fotografie sind vor Auslösung Entscheidungen zu treffen: Standort der Kamera (da meist aufgrund der langen Verschlusszeiten auf einem Stativ ausgelöst wurde), Arrangement des Motivs (Personen saßen zumeist, da ebenfalls aufgrund der langen Verschlusszeit Verwacklungen riskiert wurden bei stehenden Personen) und anderes. Es kann sich gut vorgestellt werden, dass auch der Sanitätsrat diese Entscheidungen einerseits beim Auslösen der Kamera und später bei der Auswahl der zu verwertenden Fotografien zu treffen hatte. Fotografien leben weni-

201 Schwesternbrief der Schwester Selma Fehre in „Unter dem roten Kreuz", XIV. Jahrgang, April 1903.

202 Vgl. Fotografie in: „Unter dem roten Kreuz", XIV. Jahrgang, Juli 1903.

203 Vgl. Brocks, Christine: Bildquellen der Neuzeit, S. 10.

ger von dem, was sie abbilden, als von Weglassungen. Der größte Bildausschnitt befindet sich zumeist im Rücken des Fotografen und wird kein Bestandteil des Fotos.[204] Sowohl bei der Erstellung von Fotografien als auch bei der Auswahl der Fotografien für die Botschaft des Fotoalbums finden Selektionsprozesse statt.

In der Einleitung hatte Sanitätsrat Schultze bereits beschrieben, welches Anliegen er mit dem Album verfolgt – nämlich die Wertschätzung der zivilen Krankenpflege in Kriegszeiten in Deutsch-Südwestafrika. Augenscheinlich also gehörte der Bereich der Kinderpflege und der Hebammendienst nach seiner Auffassung nicht zur Krankenpflege dazu, weshalb er ihn in seinem Fotoalbum nicht nannte oder nur andeutete mit der einen oben genannten Fotografie.

So blieb die Betreuung der Kinder wiederum auch in Zeiten der kriegerischen Auseinandersetzungen ein Aufgabenfeld der Krankenpflegerinnen und die Wichtigkeit nahm eher zu.

Zwar wurde nach Auskunft der Schwestern der Kindergarten zunächst Anfang 1904 aufgelöst, doch schon ein Brief vom April 1904 berichtet, dass der Kindergarten wieder aufgenommen wurde und es sogar mehr Kinder als zuvor seien, da „viele geflüchtete Familien und Witwen hier sind."[205]

Der Druck auf die einzelnen Siedlungen stieg. Die Anzahl der zu pflegenden und betreuenden Personen nahm ebenfalls zu und die Krankenpflegerinnen hatten mit der Kinderbetreuung – neben allen anderen Aufgaben – ein forderndes und auslastendes Aufgabenfeld. Dieselbe Schwester berichtet: „Ich habe am Vormittag 26 Kinder und am Nachmittag 37 andere."[206]

Die Krankenpflegerinnen in der Hauswirtschaft

Neben den krankenpflegerischen oder in der Peripherie der Krankenpflege befindlichen Tätigkeiten kam auf die Frauen der große Bereich der

204 Vgl. zur Geschichte von Fotografien als historische Zeugnisse insbesondere u. a. Jäger, Jens: „Fotografie als historisches Dokument" in: Fotogeschichte: Beiträge zur Geschichte und Ästhetik der Fotografie. Heft 32. 2012, S. 13–18; Jäger, Jens: Fotografie und Geschichte, Frankfurt/New York 2009; Stiegler, Bernd: „Zeigen Fotografien Geschichte?" in: Fotogeschichte: Beiträge zur Geschichte der Ästhetik und Fotografie. Heft 95. 2005, S. 3–14.

205 Schwesternbrief in: „Unter dem roten Kreuz", XV. Jahrgang, Mai 1904.

206 Ebd.

Hauswirtschaft zu, der laut Vertrag ebenfalls von den Schwestern in den unterschiedlichen Stationen übernommen werden sollte.

Schwester Seiff beschreibt in ihrem Brief aus Keetmanshoop einen geringen Krankenbestand für März 1902, sodass es ihre Hauptaufgabe war, „hier die Küche einzurichten und für die Krankenkost zu sorgen. Ebenso werde ich die Wäsche übernehmen.[207] Schwester Seiff beginnt ihren Dienst vor Ort mit Tätigkeiten außerhalb einer regelmäßigen Krankenpflege.

Und auch Schwester Berta von Ulmenstein kann berichten, dass sie während der Pflege in der schweren Typhusepidemie, für die sie später wie erwähnt noch geehrt wurde, auch das Essen zubereiten musste. Einen Koch gab es offensichtlich nicht, wenn sie schreibt. „Für die Typhuskranken mußte ich natürlich selbst kochen und zwar auf Petroleum [...]“[208], da es in der Küche noch keinen Herd gab.

Schwester Emmy Krigar schilderte aus Swakopmund ebenfalls, dass sie Küchen- und Wäschedienst neben der Krankenpflege verrichtete und schreibt, dass der vorhandene Koch wegen Trunkenheit entlassen werden musste und sie somit die Küche für 50 bis 60 Personen übernehmen musste, „sodaß man von früh 6 bis abends 7 Uhr ununterbrochen in der Küche zu tun hat.“[209]

Schwester Gertrud Willrich in Keetmannshoop bestätigte 1903 die bisher zitierten Schwestern, denn auch sie hatte neben der Krankenpflege die Wäsche der Kranken zu richten, d. h. waschen, mangeln und auch reparieren. Für Letzteres bittet sie den Vorstand um eine neue Nähmaschine, da es zu viel Zeit in Anspruch nehmen würde, alle Wäsche von Hand auszubessern.[210]

Ihr Brief gibt zudem zu zwei weiteren Punkten im Alltag der Schwestern Auskunft. Einerseits schildert sie, dass sie „nur einen Bambusen für die Küche und ein kleines Mädchen von 10 Jahren für leichtere Arbeit wie Abwaschen,

207 Schwesternbrief der Schwester Hermine Seiff in: „Unter dem rothen Kreuz“, XIII. Jahrgang, August 1902.

208 Schwesternbrief der Schwester Bertha von Ulmenstein in: „Unter dem rothen Kreuz“, XII. Jahrgang, Oktober 1901.

209 Schwesternbrief der Schwester Emmy Krigar in: „Unter dem roten Kreuz“, XIV. Jahrgang, April 1903.

210 Vgl. Schwesternbrief der Schwester Gertrud Willrich in: „Unter dem rothen Kreuz“, XIV. Jahrgang, Juli 1903.

Messerputzen etc."[211] habe. Folglich hatten die Schwestern indigene Helfer für ihre Arbeiten, was auch Schweig in ihren Arbeiten bereits feststellte.[212]

Schwester Gertrud fürchtet aber bei der vielen Arbeit auch, „das kleine Mädchen wird auf die Dauer der vielen Arbeit nicht gewachsen sein"[213] und wünscht sich eine zweite Schwester zur Unterstützung.[214]

Ab 1904 werden die Berichte zu hauswirtschaftlichen Tätigkeiten spärlicher. Die Krankenpflege wird nun mehr denn je benötigt und für die Hauswirtschaft werden wahrscheinlich die indigenen Helfer herangezogen. Zumindest sind diese auf den Fotografien im Fotoalbum des Öfteren abgebildet.[215] So sind es die Krankenpflegerinnen, die sich um den Nachschub von Verbands- und Hygienematerial kümmern.[216] Sie übernehmen zudem die Verteilung der Spendenpakete des Vereins: Konserven, Kaffee, Bekleidung werden oft „mit Jubel"[217] verteilt und entgegengenommen. Die Not und der Mangel waren vor Ort groß.

Hierin stimmt das Fotoalbum mit den Briefen überein. Auf Bild 56 findet sich die Außenansicht eines „Liebesgaben-Depots"[218], welches eingerichtet wurde, um die Spendenpakete und den Materialnachschub zu lagern.

Im einleitenden Text wird sich immer wieder auf die Nachschubladungen bezogen und beispielsweise geschildert, wie auf acht Eisenbahnwaggons die Ausstattung für die Lazarett-, Wirtschaftsbaracken und Operationssälen transportiert wurde.[219] Ergänzend wird auch über die zu Weihnachten sehr üppig ausgestatteten Kisten aus der Heimat berichtet.

---

211 Ebd.

212 Schweig, Nicole: Weltliche Krankenpflege in den deutschen Kolonien Afrikas 1884–1918, S. 90.

213 Schwesternbrief der Schwester Gertrud Willrich in: „Unter dem rothen Kreuz", XIV. Jahrgang, Juli 1903.

214 Vgl. ebd.

215 Vgl. bspw. Bild 67 des Fotoalbums von Sanitätsrat Dr. Schultze, Anhang 4. Hier findet sich eine Gesamtansicht des Etappenlazaretts Swakopmunds. Am rechten Bildrand auf der Erde sitzen die indigenen Helfer.

216 Vgl. Schwesternbrief in: „Unter dem roten Kreuz", XVI. Jahrgang, August 1905.

217 Ebd.

218 Vgl. Bild 56 im Fotoalbum von Sanitätsrat Dr. Schultze, Anhang 5.

219 Vgl. Einleitung des Fotoalbums von Sanitätsrat Dr. Schultze, S. 2.

Der Abgleich des einleitenden Textes im Fotoalbum bestätigt also, was auch die Schwesternbriefe der Krankenpflegerinnen zu den Lieferungen aus der Heimat berichteten.

Die Krankenpflegerinnen als Gärtnerinnen

Neben all der Arbeit denkt Schwester Gertrud in ihrem Brief darüber nach, „zu versuchen, etwas von meinen Sämereien in die Kisten zu pflanzen“.[220] Zudem will sie Hühner und Kühe anschaffen.[221] Die Hühner wurden zunächst durch das Gouvernement abgelehnt. Später wurden immerhin 50 Mark für die Anschaffung zugesagt.[222]

Neben Krankenpflege und Hauswirtschaft bestellen die Krankenpflegerinnen auch den Anbau von Obst und Gemüse und halten mitunter Hühner, um mit frischen Eiern versorgt zu sein. Auch werden Zierpflanzen von den Schwestern angepflanzt und Schwester Emmy Krigar berichtet, dass sie zum Weihnachtsfest aus ihrem Garten, „welcher jetzt sehr schön ist und die viele Arbeit und Mühe lohnt […]“[223], Blumen gepflückt und zu einem Bouquet gebunden hat, da es an einem Weihnachtsbaum fehlte.[224]

Das Fotoalbum weist an verschiedenen Stellen Bezüge zu den Gärten der Schwestern auf. Der Garten steht hier für Behaglichkeit, Entspannung und Ruhe. Augenscheinlich wird dies auf dem Foto 72 mit der Unterschrift „Baracke des Chefarztes“[225] des Fotoalbums. Abgebildet findet sich der Chefarzt, dessen Identität leider verborgen bleibt, in militärischer Uniform in einem Sonnenstuhl sitzend und zurückgelehnt ein Buch lesend. Er ist umgeben von Pflanzen und zu seinen Füßen links sprudelt ein Springbrunnen.

Wenn man sich vergegenwärtigt, dass Deutsch-Südwestafrika über Monate von großer Trockenheit heimgesucht wurde, scheint es fast dekadent, nicht nur

---

220 Schwesternbrief in: „Unter dem roten Kreuz“, XVI. Jahrgang, August 1905. Ebd.

221 Vgl. ebd.

222 Vgl. Schweig, Nicole: Weltliche Krankenpflege in den deutschen Kolonien Afrikas 1884–1918, S. 103.

223 Schwesternbrief der Schwester Emmy Krigar in: „Unter dem roten Kreuz“, XIV. Jahrgang, April 1903.

224 Vgl. ebd.

225 Bild 72 im Fotoalbum von Sanitätsrat Dr. Schultze, Anhang 6.

diesen üppigen Garten, sondern auch einen Springbrunnen anzulegen. Die Botschaft jedoch sollte erneut sein, dass das medizinische Personal Erholungsorte aufsuchen kann, Zeit zum Buch lesen hat und die Situation vor Ort nicht zur Beunruhigung gereicht. Es darf davon ausgegangen werden, dass dieses Motiv eigens hierfür konstruiert und abgelichtet worden war. Schnappschüsse waren aufgrund der aufwendigen Techniken und langen Belichtungen schlicht nicht möglich.

Ein ähnliches Foto findet sich mit der Unterschrift „Lazarett-Garten" unter der Nummer 70. Es zeigt eine Grasfläche, umgeben von einem Holzzaun. Zwei Ärzte und ein Gehilfe stehen im Eingang des Lazaretts. Ein Gartenschlauch liegt quer über der Rasenfläche, welche erhebliche Lücken aufweist, an denen der Sandboden durchscheint.[226] Auch hier zeigt sich, wie viel Arbeit es gewesen sein dürfte, einen Garten mit Ertrag auf Sandboden in Deutsch-Südwestafrika anzulegen. Diese Arbeit haben Krankenpflegerinnen offenbar neben ihren anderen Aufgaben auch erledigt.

Diese Gartenarbeit zeigt das Fotoalbum im Gegensatz zu den Briefen nicht.

Auch die zu späteren Jahren in der Vereinszeitung befindlichen Fotografien zeigen die Schwestern in blütenweißer Schwesterntracht im Garten beim Gießen der Pflanzen.[227] Auf diesem Foto ebenfalls mit abgebildet sind die indigenen Helfer, die offenbar auch bei der Bestellung und Bewässerung der Gärten mithalfen.

Ein anderes Foto zeigt die Schwestern Augustine Domscheidt und Margarete Schulze im Garten des Lazaretts in Swakopmund in der Sonne sitzend.[228] Die weiße Tracht inmitten eines üppigen Gartens sticht deutlich hervor. Auch diese Situation der rastenden Schwestern strahlt erneut Ruhe und Erholung inmitten von Zier- und Gemüsepflanzen aus, die als Oase dienen sollten.

Neben all diesen aufgezählten Tätigkeitsbereichen, die weit über das vertragsmäßig vereinbarte Maß hinausgehen, schafften die Schwestern es dabei immer wieder, ihrer vertraglichen Berichtspflicht an den Vorstand zu entsprechen und Briefe zu schreiben. Hiervon zeugen die aufgezählten Briefausschnitte in den Vereinsblättern. Zwar entschuldigten die Schwestern sich oft für verzö-

226 Vgl. Bild 70 im Fotoalbum von Sanitätsrat Dr. Schultze, Anhang 7.

227 Vgl. Titelbild „Unter dem roten Kreuz", XXI Jahrgang, März 1910, Anhang 8.

228 Vgl. Fotografie in: „Unter dem roten Kreuz", XX. Jahrgang, Februar 1909, Anhang 9.

gertes Verfassen und Absenden der Briefe aufgrund des hohen Arbeitsaufkommens[229], das Pflichtbewusstsein ließ sie aber auch diese Aufgabe erfüllen.

Zu guter Letzt soll noch ein Blick auf die Erholungsmöglichkeiten der Schwestern geworfen werden. Wie bis hierher schon deutlich wurde, überstieg das Maß der vor Ort übernommenen Aufgaben erheblich die vereinbarten Aufgaben, weshalb Erholung für die Schwestern nötig gewesen sein dürfte.

Im Vertrag wurde ihnen Urlaub von zwei Wochen pro Jahr zugestanden.[230] Dieser Zeitraum reichte nicht aus, um in die Heimat nach Deutschland zurückzureisen, weshalb die Schwestern den Urlaub oft vor Ort bei anderen Siedlern auf deren Plantagen verbrachten.[231] Dies tat beispielsweise auch Schwester Emmy Krigar. Sie schreibt im Februar 1903: „Einige Tage gedenke ich mich bei Schwester Selma Fehre aufzuhalten und dann mit Schwester Selma auf eine Farm zu gehen, mit deren Familie Schwester Selma befreundet ist".[232] Hierfür wurde ihr sogar gestattet, den Urlaub aus zwei Jahren zusammenzunehmen[233], was gleichzeitig aber auch bedeutet, dass sie für 1902 keine Urlaubstage und damit keine Erholung hatte und dieses Jahr hindurchgearbeitet hat. Gleichzeitig zeigt sich, dass die Schwestern der unterschiedlichen Stationen im Austausch standen und – wie in diesem Fall – auch ihre rare Freizeit miteinander verbrachten.

Später standen den Schwestern Erholungsheime zur Verfügung.[234] Belege dafür liefert das Fotoalbum. Das Bild 137 zeigt hier eine Außenansicht des Schwestern-Genesungsheim in Brakwater.[235]

229 Vgl. bspw. Schwesternbrief der Schwester Gertrud Willrich in: „Unter dem rothen Kreuz", XIV. Jahrgang, Juli 1903. oder Schwesternbrief der Schwester Berta von Ulmenstein in: „Unter dem rothen Kreuz", XII. Jahrgang, Oktober 1901.

230 Vgl. Vordruck für einen Vertrag zwischen dem Deutschen Frauenverein für Krankenpflege in den Kolonien und der Schwester, BArch R151 F 82610.

231 Vgl. Schweig, Nicole: Weltliche Krankenpflege in den deutschen Kolonien Afrikas 1884–1918, S. 60.

232 Schwesternbrief der Schwester Emmy Krigar in: „Unter dem roten Kreuz", XIV. Jahrgang, April 1903.

233 Vgl. ebd.

234 Vgl. Schweig, Nicole: Weltliche Krankenpflege in den deutschen Kolonien Afrikas 1884–1918, S. 60.

235 Vgl. Bild 137 im Fotoalbum von Sanitätsrat Dr. Schultze, Anhang 10.

Das Fotoalbum ergänzt diesen Themenbereich mit Abbildungen von Genesungsheimen im Deutschen Kaiserreich. Es kam durchaus vor, dass erkrankte Schwestern zur Genesung in die Heimat gesendet wurden. Das Vereinsblatt aus September 1905 berichtet in der Rubrik „Rückblicke" von den Schwestern Marta Schindler, Ida Iestram und Alwine Ehler, die alle unabhängig voneinander aufgrund verschiedener Erkrankungen ins Deutsche Kaiserreich zurückgekehrt sind. Während Ida Iestram noch im Hamburger Krankenhaus von schwerem Typhus kuriert, befindet sich Schwester Alwine Ehler im Sanatorium in Baden-Baden.[236] Zwar zielt das Fotoalbum mit seinen Darstellungen von Genesungsheimen wohl auch auf die Genesung der deutschen Verwundeten aus den kriegerischen Auseinandersetzungen ab, doch bestätigt die Vereinszeitung darüber hinaus, dass auch die in Deutsch-Südwestafrika tätigen Krankenpflegerinnen sich in Sanatorien und Kurkliniken des Deutschen Kaiserreichs erholen und, wenn nötig, in diesen genesen konnten beziehungsweise mussten. Es wird deutlich, wie physisch fordernd der Dienst in Deutsch-Südwestafrika gewesen sein muss, dass eigens Genesungsheime vor Ort oder auf dem Gebiet des Deutschen Kaiserreichs eingerichtet wurden, welche offensichtlich entsprechend frequentiert waren. Die Krankenpflegerinnen waren bereit, für ihre Motivation größte Entbehrungen in Kauf zu nehmen, wie der Bericht über die Beerdigung von Schwester Martha zuvor verdeutlichte.

Die Auflistung der diversen Aufgabenbereiche der Pflegerinnen des *Deutschen Frauenvereins für Krankenpflege in den Kolonien* in Deutsch-Südwestafrika bis hierher zeigt ein vielfältiges Aufgaben- und Betätigungsfeld. Die Schwestern waren nicht nur in der Krankenpflege beauftragt und tätig, wovon man bei Vereinsbezeichnung zunächst ausgehen könnte. Vielmehr unterlagen die Pflegerinnen einem umfangreichen diversen Aufgabenbild. Dieses verlangte von ihnen einerseits sehr gut im Rahmen der Krankenpflege ausgebildet zu sein und andererseits in einem außerordentlich hohen Maße belastbar zu sein, um all die anderen Aufgaben außerhalb der eigentlichen Krankenpflege erledigen zu können. So absolvierten sie zwar vor ihrer Entsendung eine einjährige Ausbildung im Krankenhaus Hamburg-Eppendorf und wurden hier fachspezifisch ausgebildet, doch waren sie, wie oben dargelegt, auch eine Art Generalistinnen. Zwar waren sie auch in der Krankenpflege eingesetzt, was insbesondere in der

236 Vgl. Rückblicke in: „Unter dem roten Kreuz", XVI. Jahrgang, September 1905.

Zeit 1904 bis 1907 eine zentrale und unabdingbare Aufgabe für die Pflegerinnen wurde. Doch waren sie gleichzeitig auch als Küchen- und Haushaltshilfe tätig, als Sozialarbeiterinnen in Form von Gemeindeschwestern, als Kindererzieherinnen und als Geburts- und Wochenbettpflegerinnen.

Was im Arbeitsvertrag als Ausnahmetätigkeit deklariert wurde – die Hauswirtschaft und der Küchendienst –, wurde vor Ort oftmals die Regel und gehörte zum alltäglichen Arbeitspensum.

Die Frauen waren offensichtlich bereit, für ihren Beitrag an der imperialen Idee und für ihre intrinsische Idee ein Höchstmaß an Engagement, Einsatz und auch gesundheitlichem Risiko einzugehen. Der einzelne Fall der Schwester Emmy Krigar zeigt allerdings auch, dass dieses Engagement begrenzt war. Diese wurden in dem aufgezeigten Fall vonseiten des männlichen Stabsarztes nicht respektiert und endeten mit der Entlassung Emmy Krigars. Der im Deutschen Kaiserreich im Hinblick auf die Feminismus- und Emanzipationsbewegung geführte gesellschaftliche Diskurs, der ein breites Spannungsfeld absteckte, fand seine Fortsetzung im Schutzgebiet Deutsch-Südwestafrika.

Es entsteht der Eindruck, als würden Professionalisierungsbestrebungen der Krankenpflegerinnen in eine Interdependenz mit den imperialen Bestrebungen des Deutschen Kaiserreiches treten.

So benötigte die politische Führung das Schutzgebiet Deutsch-Südwestafrika, die deutschen Siedler und auch die Pflegerinnen zur Manifestierung der imperialen Idee und für die Akzeptanz dieser Idee in der deutschen Gesellschaft. Gleichzeit benötigte der Frauenverein und seine Mitglieder, allen voran die Krankenpflegerinnen in Deutsch-Südwestafrika vor Ort, die imperiale Idee zur Manifestierung der eigenen Professionalisierungs- und Emanzipationsbestrebungen. Beide Strömungen trafen in der Kolonie Deutsch-Südwestafrika fokussiert aufeinander, wobei die einzelne Krankenpflegerin der Obrigkeit des Vereins und im größeren Rahmen der Führung des Gouvernements und somit der politischen Führung des Deutschen Kaiserreiches mehr Erfüllungsgehilfe wurde als dies andersherum der Fall war. Der Einfluss der einzelnen Pflegerin auf die Erreichung von imperialen Zielen muss allerdings, gemessen an der Anzahl der gleichzeitig in Deutsch-Südwestafrika tätigen Krankenpflegerinnen, als gering veranschlagt werden.[237] Die Krankenpflegerinnen waren eher nützliche Unterstützerinnen als einflussreiche Entscheidungsträgerinnen.

Hieraus ergibt sich die Frage, wie die Pflegerinnen vor Ort selbst ihre Tätigkeit einordneten. Es wurde schon ausgeführt, dass die Briefe, die Eingang in die Vereinszeitung fanden, zensiert und redigiert durch den Vorstand abgedruckt wurden. Offene Beschwerden oder Worte der Kritik sind hier demnach nicht zu erwarten. Gleichwohl kann zwischen den Zeilen vieles gefunden werden, was für die Pflegerinnen vor Ort das ursprüngliche Bild ihrer Arbeit im Schutzgebiet in ein anderes Licht gerückt haben dürfte. Es ist lohnend, neben den beschreibenden Aufgabenschilderungen auch die subjektiven Eindrücke der Schwestern zu beleuchten, um das Bild des krankenpflegerischen Alltags vor Ort abrunden zu können. Zudem lässt sich so ermitteln, welche Rolle in der imperialen strategischen Ausrichtung des Deutschen Kaiserreichs die Pflegerinnen sich selbst zuschrieben.

3.2 Zwischentöne: Subjektives Erleben der Krankenpflegerinnen in Deutsch-Südwestafrika

Wie bereits festgehalten, war offene Kritik in der Vereinszeitung unwahrscheinlich, weshalb das Lesen „zwischen den Zeilen" in den Schwesternbriefen im Gesamtkontext für eine Annäherung an das subjektive Erleben in Deutsch-Südwestafrika unerlässlich wird. Der Abgleich mit den Akten im Bundesarchiv ergänzt das Gesamtbild.

Beschwerdemanagement und persönliche Differenzen

Bei der Annäherung an die Lebens- und Arbeitsumstände vor Ort abseits des bloßen Aufgabenkatalogs fällt es auf, dass persönliche Befindlichkeiten der Schwestern untereinander hohe Aufmerksamkeit erhielten. Hierzu ist nachvollziehbarerweise in den Briefen wenig zu finden. Der Verein war auf eine positive Außendarstellung fokussiert und Beschwerden oder Kritik könnten die Arbeit vor Ort in Misskredit ziehen. Die Akten im Bundesarchiv aber geben Auskunft:

237 Vgl. Eckart, Wolfgang U.: Die vaterländischen Frauenvereine des Roten Kreuzes am Beispiel des Frauenvereins für die Krankenpflege in den Kolonien, S. 106.

Den Schwestern und der Vereinsspitze war verständlicherweise sehr daran gelegen, in den kleinen Stationen in Deutsch-Südwestafrika ein positives Miteinander auf engem Raum zu erzeugen. Bereits §18 der Dienstordnung der Oberschwester führt aus, dass bei Streitigkeiten der Schwestern die Oberschwester zu entscheiden hat.[238] §19 der selbigen Dienstordnung führt aus, dass der Vorstand von allen Schwestern erwartet, „daß sie Verträglichkeit und freundliche Nachsicht gegeneinander üben [...]"[239]. Außerdem war geregelt, dass es bei Streitigkeiten keine Zeugen geben sollte und die Würde sollte gewahrt werden.[240] Ein „schonungsvolles Schweigen"[241] wurden der Oberschwester und den Schwestern auferlegt. Die Dienstordnung für die Oberschwester regelt auf mehr als fünf Seiten Vorschriften für das Zusammenleben vor Ort, was bezeichnend ist, da fachliche Regelungen in dieser Dienstordnung so gut wie nicht vorhanden sind.

Das konfliktfreie Zusammenleben war ganz offensichtlich ein zentrales Anliegen und mitunter keine Selbstverständlichkeit.

Schwester Berta von Ulmenstein war es derart wichtig, dass die in ihrer Station Windhoek 1900 frei gewordene Stelle mit einer ihr wohlgesonnenen Schwester besetzt würde, dass sie ein Bittschreiben an den Vereinsvorstand schrieb, in dem sie um Übersendung der Schwester Anna Kaminsky bittet anstelle eines angedachten Vertragsabschlusses mit Schwester Helene.[242] Sie führt aus, dass sie bereits die Ausbildung in Hamburg-Eppendorf mit Schwester Anna Kaminsky absolviert hat und sich hier ein gutes Miteinander ergab, weshalb die Aussendung der Schwester Kaminsky opportun wäre, um „einig untereinander" zu sein. [243] Tatsächlich kam der Verein dieser Bitte nach und sandte Schwester Anna Kaminsky 1901 nach Windhoek, wofür Schwester von Ulmenstein sich in ihrem im Vereinsblatt abgedruckten Brief vom Juni 1901 ausdrücklich bedankte.[244]

---

238 Vgl. Dienstordnung der Oberschwester, BArch R151 F 82611.

239 Ebd.

240 Vgl. ebd.

241 Ebd.

242 Vgl. Brief der Bertha von Ulmenstein vom 3. November 1900, BArch R151 F 82612.

243 Vgl. ebd.

244 Vgl. Schwesternbrief der Schwester Bertha von Ulmenstein in: „Unter dem rothen Kreuz", XII. Jahrgang, Oktober 1901.

In den Akten des Bundesarchivs findet sich ein weiterer, weitaus bemerkenswerterer Fall. Am 19. August 1905 schrieb der Frauenverein an das Gouvernement Deutsch-Südwestafrika und informierte darüber, dass Schwester Lisette Heintze zwar in Windhoek verbleiben könne, sie hier aber lediglich in der Privatpflege eingesetzt werden solle.[245] Aufgrund eines „Charakterfehler“[246] hätte sie eine „Unverträglichkeit mit unseren anderen Schwestern“[247], führt der Vereinsvorstand in diesem Brief weiter aus.[248] Gleichzeitig bittet der Verein dann um sofortige Zurücksendung der Schwester Heintze, sobald es auch nur Gerüchte um etwaige Verstöße gibt, dies auch ohne weitere Untersuchung der Angelegenheit.[249] Diese sehr drastischen Schritte begründete der Verein damit, dass wohl eine Art der Konkurrenz zwischen den geistlichen und zivilen Schwestern existierte, welche sich darin äußerte, dass die zivilen Schwestern keinen Schutz bei den ortsansässigen evangelischen oder katholischen Geistlichen bei übler Nachrede erhielten, so wie es bei den geistlichen Schwestern der Fall gewesen wäre.[250] Anstoß der Nachrichten würden sein, dass die geistlichen Schwestern eine „Art Klosterleben“[251] führten, welches den zivilen Schwestern nicht aufzuerlegen sei.[252] Aus Gründen der Fürsorge und des Schutzes der einzelnen Schwestern würde der Verein dann diese Schwester eher nach Hause beordern als sie am Standort zu belassen und damit Reputationsverluste einzufahren.[253]

Aus den Akten wird nicht ersichtlich, welcher Art die angedeuteten Vorfälle waren, doch über persönliche Befindlichkeiten hinaus wird offenbar, dass es nicht nur zwischen den Schwestern des Frauenvereins mitunter zu Differenzen kommen konnte, wenn auf engstem Raum gewohnt und gearbeitet wurde. Auch zwischen der zivilen und der geistlichen Krankenpflege der Missionseinrichtungen vor Ort herrschte eine Art Rivalität und eine gewisse Konkurrenz.

245 Vgl. Brief des Frauenvereins vom 19. August 1905, BArch R 151 F 82612.
246 Ebd.
247 Ebd.
248 Vgl. ebd.
249 Vgl. ebd.
250 Vgl. ebd.
251 Ebd.
252 Vgl. ebd.
253 Vgl. ebd.

Berichte hierüber finden sich entgegen den Akten des Bundesarchivs nicht in den abgedruckten Auszügen der Schwesternbriefe.

Doch nicht nur beim Pflegepersonal untereinander kam es zu Unstimmigkeiten. Die Akten beinhalten einen Brief des Vereins vom 10. Januar 1913, in dem beschrieben wird, dass mitunter die Truppen- und Regierungsärzte ihre Kompetenz überschritten, wenn sie dazu übergingen, von den Pflegerinnen „Dienstleistungen privater Art zu verlangen."[254] Hierzu seien sie nicht berechtigt, denn es handele sich um „[...] Dinge, die nicht geeignet sind, die Disziplin in den Lazaretten zu fördern."[255] Der Brief schweigt sich über weitere Konkretisierung aus, allerdings zeigt er, dass offensichtlich – wie auch schon im Fall Emmy Krigar 1904/05 – das Über- und Unterordnungsverhältnis zwischen Schwestern und Ärzten Anstoß zu Beschwerden gab. Gemäß den Ausführungen im beschriebenen Brief gingen die Beschwerden so weit, dass sich die Schwestern nun eher für die tropischen Gebiete denn für Deutsch-Südwestafrika melden würden.[256] Die in der Vereinszeitung veröffentlichten Auszüge der Briefe der Schwestern selbst gehen auch hierauf nicht ein.

Der Schluss liegt nahe, dass diese Arten der persönlichen Differenzen – sei es zwischen den Schwestern oder innerhalb der Hierarchie – für die Krankenpflegerinnen eine Belastung darstellten. Die Stationen waren nicht groß genug, als dass man sich hätte leicht aus dem Weg gehen können. Mitunter wohnten die Schwestern in einer kleinen Wohnung gemeinsam. Der Weg in die Heimat bedeutete eine Reise von mindestens zwei Monaten und war als Ausweg nicht geeignet. Neben der Vielzahl der Aufgaben konnten den Schwestern persönliche Auseinandersetzungen sehr zusetzen und man spürt Erleichterung, wenn Schwester Selma 1903 aus Windhoek schreibt, während Schwester Emmy aus Swakopmund zu Besuch ist: „Wie wohltuend ist es doch, wieder zu erfahren, was Schwesterngemeinschaft heißt. Mit Schwester Emmy kann ich mich sehr gut verstehen."[257]

254 Brief des Frauenvereins an das Gouvernement in Windhoek, BArch R 151 F 82611.

255 Ebd.

256 Vgl. ebd.

257 Schwesternbrief der Schwester Selma Fehre in: „Unter dem roten Kreuz", XIV. Jahrgang, April 1903.

Beschwerdemanagement – Ausstattung des Arbeits- und Wohnraums

Umso wichtiger war es dann, dass, wenn schon die Arbeit herausfordernd und die persönlichen Beziehungen mitunter belastet waren, der Wohnraum ein Stück weit zu einem Zuhause und zu einem persönlichen Rückzugsort werden konnte.

Dies sehen auch die Schwestern Riemasch und Braun so, wenn sie schreiben, dass sie nach der Ankunft versuchten, „unser kleines Heim so gemütlich und heimatlich wie möglich zu machen, was uns auch mit den geringen Habseligkeiten, die wir uns mitgenommen hatten, ganz nett gelungen ist".[258]

Allerdings gelang dies nicht immer, wovon ein Brief des Frauenvereins an die Kolonialabteilung im Auswärtigen Amt aus Juni 1903 zeugt. Hierin findet sich eine Beschwerde von Schwester Helene Maniszewska darüber, dass für die Dauer der Landreise nicht ausreichend für die Verpflegung Sorge getragen worden sei und dass nach Ankunft keine ausgestattete Wohnung vorzufinden gewesen sei.[259] Es möge nun die Wohnung instandgesetzt werden und es mögen die benötigten Küchen- und Ausstattungsgegenstände übersendet werden.[260]

Wenn es um die Ausstattung der Stationen geht, finden sich hierzu Belege in den Schwesternbriefen. So weiß Bertha von Ulmenstein 1901 aus Windhoek zu berichten, dass Windhoek noch keine Wasserleitung hat, was bei den vielen Typhuskranken, die gebadet werden müssten, sehr anstrengend sei, denn das Wasser müsse getragen werden.[261] Zudem fehlte in der Küche der Herd, was bedeutete, dass sie für die Typhuskranken auf Petroleum kochen musste.[262] Damit nicht der Eindruck einer Beschwerde in dem Brief aufkommt, fängt sie ihr vermeintlich kritisches Wort wieder ein und führt weiter aus, dass sie dafür aber dankbar sein, denn andere hätten im Freien über offenem Feuer kochen müssen.[263] Dies entsprach dem konservativen Bild der bürgerlichen Frau, der

258 Schwesternbrief der Schwestern Riemasch und Braun in: „Unter dem rothen Kreuz", XIV. Jahrgang, Juli 1903.
259 Vgl. Brief des Frauenvereins vom 25. Juni 1903, BArch R 151 F 82612.
260 Ebd.
261 Schwesternbrief der Schwester Bertha von Ulmenstein in: „Unter dem rothen Kreuz", XII. Jahrgang, Oktober 1901.
262 Vgl. ebd.
263 Vgl. ebd.

Zeit entsprechend, „die leidensfähig, dienend und helfend sei“ [264], wie Süchting-Hänger betont.

Schwester von Ulmenstein fängt in der oben genannten Stelle ihre vermeintliche Kritik gleich wieder im nächsten Satz ein. Eine Frau beschwert sich nicht, sondern ist ganz im Gegenteil dankbar für das, was ist.

So stellt sie eher sich selbst unterstützend fest: „Schwierig darf man in Afrika eben nicht sein und alles mit Humor nehmen.“[265]

Was derartige Arbeitsumstände aber für die körperliche und seelische Belastung bedeuten konnte, wird im nächsten Abschnitt betrachtet. Oftmals befanden sich nämlich die Krankenpflegerinnen eher in Situationen, in denen es sehr schwer gewesen sein dürfte, Humor aufzubringen.

Körperliche und seelische Belastungen

Die Vielzahl und Diversität der Aufgaben wurden weiter oben beschrieben. Allein die Menge der zu übernehmenden Tätigkeiten bei einem Jahresurlaub von 14 Tagen muss eine enorme Belastung bedeutet haben. Emmy Krigar nahm ihren Jahresurlaub aus zwei Arbeitsjahren zusammen und arbeitete mindestens das Jahr 1901 durch. In den Akten findet sich ein weiterer Fall aus Juli 1907 von Schwester Hedwig Sudikatis, welche zweieinhalb Jahre durchgearbeitet hatte und nun in das Erholungsheim in Brakwater entsandt werden sollte.[266]

Nach den genannten Belastungen wird deutlich, warum sowohl in Deutsch-Südwestafrika als auch im Gebiet des Deutschen Kaiserreiches Erholungsheime und Sanatorien für Schwestern, die in kolonialen Gebieten eingesetzt waren, eingerichtet wurden.

Die körperliche Belastung war immens. Denn nicht nur Patienten mussten, wie heute, umgelagert werden, sondern zusätzlich hatten die Schwestern Was-

---

264 Vgl. Süchting-Hänger, Andrea: „Gleichgroße mut'ge Helferinnen“ in der weiblichen Gegenwelt: Der Vaterländische Frauenverein und die Politisierung konservativer Frauen 1890–1914, in: Planert, Ute(Hg.): Nation, Politik und Geschlecht, Frauenbewegungen und Nationalismus in der Moderne, Frankfurt u. a. 2000, S. 135.

265 Schwesternbrief der Schwester Bertha von Ulmenstein in: „Unter dem rothen Kreuz“, XII. Jahrgang, Oktober 1901.

266 Vgl. Brief des Frauenvereins vom 4. Juli 1907, BArch 151 F 82612.

ser zu tragen, für bis zu 70 Patienten zu kochen und daneben noch Gartenarbeit zu verrichten.

Die Anreise selbst war bereits herausfordernd. Die Arbeitsumstände vor Ort taten das ihrige dazu bei. Klimatische Herausforderungen wie Regen- und Hitzeperioden wirkten zusätzlich auf die Krankenpflegerinnen ein.

Der Fall der Bertha von Ulmenstein kann als Beispiel dienen, welchen körperlichen Herausforderungen die Pflegerinnen mitunter ausgesetzt waren. Wie beschrieben mussten sie inmitten der Typhusepidemie in Windhoek 1901 das Wasser per Hand für die Bäder herantragen.

Wenngleich davon ausgegangen werden kann, dass auch hier indigene Helfer zur Seite standen, ist die körperliche Anstrengung, welche auf diese Personen zukam, wohl nicht zu unterschätzen. In den Briefen finden sich Bitten um Unterstützung für die harte körperliche Arbeit, wenn beispielsweise Schwester Gertrud Willrich schreibt: „Ich hoffe, das Gouvernement wird mir auch eine zweite Hülfe für die Küche bewilligen [...]".[267] Und weiter: „Es wäre wirklich zu wünschen, daß eine zweite Schwester ins Lazarett käme, für die Apotheke und die Gemeinde."[268]

Die Arbeitstage dauerten mitunter von Sonnenauf- bis -untergang. Besonders schwer hatte es Schwester Emmy Krigar zum Ende des Jahres 1902, nachdem der Koch wegen Trunkenheit entlassen werden musste. Die Aufgabe des Kochs war nahtlos an sie übergegangen. Sie musste für die 50 bis 60 Personen kochen. „Von früh 6 bis abends 7 Uhr [...]" hatte sie „ununterbrochen in der Küche zu tun [...]".[269] Im weiteren Verlauf schildert sie, dass sie in dem Jahr die Verwaltung der Küche, die Verwaltung der Apotheke und des Proviants, die Pflege auf der Quarantänestation und die Begleitung der allmorgendlichen Visite übernommen hat, drei Entbindungen in sechs Monaten und die sich anschließende Wöchnerinnenpflege seien hinzugekommen.[270] In Anbetracht dieser Auflistung wird deutlich, dass ein derart aufgabenreiches Arbeitspensum von nur einer Person kaum zu bewältigen war. Aus dem Brief geht überdies her-

267 Schwesternbrief der Schwester Gertrud Willrich in: „Unter dem rothen Kreuz", XIV. Jahrgang, Juli 1903.

268 Ebd.

269 Vgl. ebd.

270 Vgl. ebd.

vor, dass die Schwester zwar sechs Lazaretthilfen hatte, aber eine von ihnen nur die Depotverwaltung übernahm und somit nicht im Krankenhaus eingesetzt werden konnte.[271]

Hier wird klar, wie komplex und auch umfangreich die Lazarettarbeit war und wie stark die Arbeitsbelastung phasenweise auf die einzelne Pflegerin einwirkte, insbesondere in Phasen von Epidemien oder wenn andere Unterstützung wegbrach. Schwester Emmy schreibt dazu: „Über dieses alles bin ich ganz elend geworden und war einige Tage krank […]".[272]

Damit dürfte sie kein Einzelfall gewesen sein, wenngleich die Überarbeitung der Schwestern im Grunde selten in den Abdrucken der Briefe erwähnt wurde.

Einzig in einem Brief aus September 1905 findet sich die Information, dass Schwester Berta Siefert zu Besuch in Windhoek war, um sich „infolge schwerer Überarbeitung" zu erholen. [273] Die bereits erwähnten Erholungsheime werden allerdings entsprechend frequentiert worden sein.

Der Zeitraum der kriegerischen Auseinandersetzungen von 1904 bis 1907 stellte noch einmal exponierte Anforderungen an die Pflegerinnen. Klima, eigene Erkrankungen und eine Vielzahl der Aufgaben gehörten ohnehin zum alltäglichen Erleben. In diesem Zeitraum jedoch trat das Erleben von Verwundungen, Gewalt und Zerstörung hinzu. Die Pflegerinnen schildern Lazarettbelagerungen mit Gefechten, in denen sie um ihr Leben bangten.[274] Hinzu trat eine große Not an Ausrüstung und Verbandsmaterialien: „[…] viele haben nur das nackte Leben gerettet! Ich habe von meinen Kleidern […] hergegeben, was ich nur entbehren konnte".[275]

Die Briefe berichten von Verwundung und Schwerstverwundungen, Elend und Krankheit, von Verbrennungen und Schusswunden.[276]

Eine Tätigkeit in der Krankenpflege oder der Pflege allgemein erfordert grundsätzlich schon eine gewisse psychische Resilienz. Die Krankenpflege in

271 Vgl. ebd.

272 Ebd.

273 Vgl. Schwesternbrief in: „Unter dem roten Kreuz", XVI. Jahrgang, September 1905

274 Vgl. Schwesternbrief aus Windhoek in: „Unter dem roten Kreuz", XV. Jahrgang, April 1904.

275 Schwesternbrief aus Swakopmund in: „Unter dem roten Kreuz", XV. Jahrgang, April 1904.

276 Vgl. Schwesternbrief in: „Unter dem roten Kreuz", XV. Jahrgang, September 1904.

Kriegsgebieten jedoch stellte auch hier erhöhte Anforderungen. Was macht es mit einer Pflegerin, die unvorbereitet auf Kriegsschauplätzen eingesetzt wird? Begriffe wie „Selbstfürsorge“ oder „mentale Gesundheit“ existierten Anfang des 20. Jahrhunderts noch nicht. Die Beschreibungen aber lassen den Schluss zu, dass so ein Einsatz während der kriegerischen Auseinandersetzungen höchstgradig anspruchsvoll gewesen sein dürfte. Umso mehr lässt der Satz „Ich möchte auch so gern mit auf den Kriegsschauplatz gehen [...]“[277] aufhorchen. Hier wird der Enthusiasmus der Pflegerin deutlich, das Bewusstsein, einer größeren imperialen und vor allem rassistischen Idee zu dienen. Vielleicht scheint hier der Wille durch, diese Erlebnisse über sich ergehen zu lassen, Erfahrungen, die unzweifelhaft körperlich und seelisch belastend gewesen sein dürften.

Neben diesen Kriegserlebnissen grassierten weiterhin die verschiedenen Infektionskrankheiten jener Zeit. Erneut ist es Schwester Emmy, die 1904 beispielsweise seit zehn Tagen „ein an Brechdurchfall krankes, einjähriges Kind [...] mit im Zimmer [...]“ hat, welches nicht auf die normale Station kann, da es die ganze Nacht schreit und die anderen Patienten stören würde.[278] So ist es Schwester Emmy, die um den Schlaf gebracht wird. Es kann nur erahnt werden, was es bedeutete, den ganzen Tag zu arbeiten und zwei Wochen lang nachts nicht schlafen zu können.

Schlimmer als das wiegt wohl nur noch, selbst zu erkranken, was für die Pflegerinnen in Deutsch-Südwestafrika nicht bedeutete, selbst zu kurieren. Vielmehr übergingen die Schwestern ihre eigenen körperlichen Grenzen, arbeiteten trotz etwa einer Ruhrerkrankung weiter.[279] Die betreffende Schwester wechselte 1905 aufgrund der Erkrankung zwar auf Empfehlung des Stabsarztes in ein anderes Lazarett, denn alternativ hätte sie heimreisen müssen, was sie gern umgehen wollte, doch angekommen in der neuen Station in Karibib wird sie ruhrerkrankt auf der Typhusstation eingesetzt.[280] Die Frau wird in der Vereinszeitung als ein im höchsten Maße belastbares und leidensfähiges Wesen

277 Vgl. ebd.
278 Vgl. ebd.
279 Vgl. Schwesternbrief in: „Unter dem roten Kreuz“, XVI. Jahrgang, September 1905.
280 Vgl. ebd.

dargestellt. Der Brief enthält keine Beschwerde, nur den Hinweis, dass sie nun doch Urlaub nehme, da sie sich noch etwas „matt und elend" fühle.[281]

Die Berichte von körperlicher und seelischer Belastung in den Briefen zwischen den Zeilen sind mannigfach: Schwester Emmy hat keine Geschenke für ihre Patienten an Weihnachten 1902 und backt stattdessen neben allem noch einen Kuchen und schmückt den Raum mit Blumen.[282] Eine andere Schwester bangt vor der „Zeit des Kindersterbens".[283] Eine weitere Schwester betet dafür, dass keine weitere Epidemie ausbricht.[284] Die Zwischentöne sind deutlich und sie ergänzen das Bild des alltäglichen Erlebens der Pflegerinnen über die bloße Aufgabenerfüllung hinaus.

Tod, Ohnmacht, Überarbeitung, Einsamkeit, klimabedingte Herausforderungen, Mangelverwaltung, Konflikte innerhalb der Schwesternschaft, eigene Krankheiten und mehr gehörten zur Tätigkeit einer Krankenpflegerin in Deutsch-Südwestafrika zu Beginn des 20. Jahrhunderts.

Das Fotoalbum des Sanitätsrats Schultze schweigt sich hierzu aus. In den Akten des Gouvernements oder der Kolonialabteilung finden sich jedoch, wie oben ausgeführt, Belege solcher Widrigkeiten und Missstände. Schwestern berichteten vereinzelt davon, sofern beschreibende Auszüge den Weg ins Vereinsblatt fanden.

281 Vgl. ebd.

282 Vgl. Schwesternbrief der Schwester Emmy Krigar in: „Unter dem roten Kreuz", XIV. Jahrgang, April 1903.

283 Vgl. Schwesternbrief in: „Unter dem roten Kreuz", XVI. Jahrgang, September 1905.

284 Vgl. Schwesternbrief in: „Unter dem roten Kreuz", XV. Jahrgang, April 1904.

Schlussbetrachtungen und Synthese

Die vorliegende Arbeit machte es sich zur Aufgabe, zu untersuchen, ob und wenn ja in welchem Umfang der *Deutsche Frauenverein für Krankenpflege in den Kolonien* zu den Imperialismusbestrebungen des Deutschen Kaiserreichs Anfang des 20. Jahrhunderts beitrug. Zu diesem Zweck ist untersucht worden, wie sich der krankenpflegerische Alltag vor Ort im Spannungsfeld zwischen imperialem Anspruch und persönlicher Erfahrung gestaltete.

Im ersten Kapitel wurde hierfür zunächst das Spannungsfeld der gesellschaftlichen Verhältnisse im Deutschen Kaiserreich skizziert. Bereits die Gründung des untersuchten Vereins 1888 fiel in eine Phase der Neuerungen in gesellschaftspolitischen Diskursen. Die großen Umwälzungen wie die kolonialen Bestrebungen des Deutschen Kaiserreichs, die Ausbildung des Wohlfahrtsstaates und die Frauen- und Vereinsbewegung wirkten auf die Motive der Gründung des Frauenvereins ein. Eine frühe Anbindung an die imperialen politischen Strukturen über die Anerkennung der zivilgesellschaftlichen Vereinsstrukturen durch den Reichskanzler und durch die Schirmherrschaft der Deutschen Kaiserin Auguste Viktoria ließen das Ambitionsniveau des Vereins schon bei Gründung deutlich werden. Die Köpfe des Frauenvereins wollten ihren Teil dazu beitragen, die imperialen Bestrebungen des Deutschen Kaiserreichs zu unterstützen, dabei konnten sie insbesondere die aufkommende Frauenbewegung zur Erfüllung dieser Aufgabe nutzen.

Die Frauenbewegung eröffnete insbesondere den aus dem bürgerlichen Milieu entstammenden Frauen die Perspektive, einen eigenen Anteil an imperialer gesellschaftlicher Mitbestimmung zu beanspruchen, wenngleich sich die politische Partizipation für sie verschloss. Dafür wählten sie die Vereinsstruktur und gründeten den *Deutschen Frauenverein für Krankenpflege in den Kolonien*. Im ersten Teil dieser Arbeit wird daher neben der Vereinsstruktur auch die Frauenbewegung thematisiert, die Ende des 19. Jahrhundert zunächst die Frauen mit bürgerlichem und/oder aristokratischem Hintergrund zur Mitbestimmung motivierte, während sie zugleich antifeministische Strömungen auf den Plan rief, deren Protagonisten konservative Strukturen etabliert wissen wollten.

Das zweite Kapitel hat die einzelne Krankenpflegerin des *Frauenvereins für Krankenpflege in den deutschen Kolonien* in die gesellschaftlichen Verhältnisse des Deutschen Kaiserreichs eingeordnet und gezeigt, wie die kulturelle Aufladung mit der imperialistischen Idee gewirkt haben dürfte. Diejenigen Frauen, die sich als Krankenpflegerinnen für Deutsch-Südwestafrika meldeten, waren von den dargestellten diffundierenden gesellschaftlichen Faktoren aufgeladen: Das Paradoxon von feministischen Tendenzen auf der einen und konservativen Erwartungen gemäß dem tradierten weiblichen Rollenbild auf der anderen Seite trug der gesellschaftliche Diskurs an die Krankenpflegerinnen heran. Beides zusammen oder jedes für sich konnte die Entscheidung für eine Bewerbung nach Deutsch-Südwestafrika beeinflusst haben.

Hinzu trat die Furcht vor fehlender finanzieller und materieller Absicherung bedingt durch einen Frauenüberschuss und durch den Mangel an eigenen Erwerbs- und Verdienstmöglichkeiten.

Offenbar gab es aber auch Frauen, die über das Bedürfnis nach emanzipatorischer Selbstverwirklichung hinaus schlicht (finanzielle) Not hatten und denen die gesellschaftlichen Verhältnisse wenig aussichtsreiche Perspektiven boten. Dies galt insbesondere für alleinerziehende Mütter, wie der Fall der Schwester Berty Gleis vor Augen führt, die drei Kinder großziehen musste.

Sollten diejenigen Schwestern, die der Verein für einen Dienst entlang seiner Statuten in Deutsch-Südwestafrika für tauglich erachtete, schließlich in die Auswahl gekommen sein, unterlagen sie zunächst einer fachlichen Ausbildung, die mitunter mehr als ein Jahr dauerte. Die Ausbildung entsprach überdies den Professionalisierungsdiskursen zur Krankenpflege, welche zum Ende des sogenannten langen 19. Jahrhunderts geführt wurden. Hinzu kam, dass auch die vertraglichen Vereinbarungen den Erwartungen der Bewerberinnen entsprochen haben dürften: Als Aufgabenbereiche wurden die Krankenpflege und hauswirtschaftlichen Tätigkeiten angeführt, ein Verdienst wurde gezahlt und Erholungsurlaub wurde gewährt, was, wie erwähnt, noch keiner Selbstverständlichkeit entsprach, standen doch die Errungenschaften der Sozial- und Wohlfahrtsentwicklungen noch ganz am Anfang. Einer etwaigen Anwärterin für den Dienst in Deutsch-Südwestafrika wurde mit diesem Vertrag gemäß den bürgerlich-feministischen Ansprüchen auf Berufstätigkeit und Teilhabe entsprochen.

Bis hierher lässt sich festhalten, dass der *Deutsche Frauenverein für Krankenpflege in den Kolonien* seinen Teil an den imperialen Bestrebungen des Deutschen Kaiserreichs einforderte, zum Beispiel durch die Anbindung an höchste politische Würdenträger wie Reichskanzler oder Kaiserin. Die sehr fundierte Ausbildung der Krankenpflegerinnen mit der Dauer von mindestens einem Jahr

und das Generieren von Mitgliedern, Beiträgen und Eintrittsgeldern anhand etwa von Fotovorträgen wie dem des Sanitätsrats Dr. Schultze zu seinem Fotoalbum sollten diesen hohen Anspruch unterstreichen.

Im Ergebnis blieb allerdings der Verein hinter seinen Zielen zurück: Zwar gelang die Anbindung an die hohen adeligen und politischen Kreise, wie die Zusammensetzung des Vorstandes oder der höchstkaiserliche Schutz durch die Kaiserin zeigen. Die politischen Entscheidungsträger erkannten den Verein an und unterstützten ihn, wohl auch, um die eigene Kolonialherrschaft durch die Aussendung von Frauen nach Deutsch-Südwestafrika zu manifestieren. Das Schutzgebiet wurde dadurch zu mehr als zu einer vorübergehenden Einrichtung beziehungsweise einem Provisorium. Die Krankenpflegerinnen stellten einen wichtigen Baustein – neben Siedlungen mit Kaufhäusern, Kindergärten, Häfen und Infrastruktur – der Siedlergesellschaft dar. Dies hätte im Prinzip die Herrschaft vor Ort stabilisieren können, doch kann in Hinsicht auf Deutsch-Südwestafrika das Erreichen eines (kultur-)imperialistischen Zieles ausgeschlossen werden. Mit maximal 20 Krankenpflegerinnen vor Ort (zumeist waren es viel weniger) blieb der imperiale Einfluss dieses Frauenvereins und seiner Tätigkeiten vor Ort sicherlich eher bescheiden.

Der dritte Teil der vorliegenden Arbeit behandelte infolgedessen die Frage, wie sich der Alltag in den strukturellen Verhältnissen in den Kolonien gestaltete und wie die Frauen ganz persönlich ihren krankenpflegerischen Alltag in Deutsch-Südwestafrika wahrnahmen. Diente der alltägliche Dienst vor Ort der imperialen Idee oder handelte es sich schlicht um Ambitionen, um eine bloße Idee?

Die Alltagsbeschreibungen in den Briefen der Krankenpflegerinnen, welche auszugweise und redigiert beziehungsweise zensiert im Vereinsblatt veröffentlicht wurden, zeichneten ein komplexes Bild. Allein die Auflistung der krankenpflegerischen Tätigkeiten und aller weiteren Aufgaben, die den Krankenpflegerinnen zufielen, verdeutlichen, dass rein quantitativ ein aufopferndes Maß an Engagement der Pflegerinnen nötig war, um den zugewiesenen Aufgaben einigermaßen zu entsprechen.

Es muss berücksichtigt werden, dass die Briefe, wie oben erwähnt, durch den Vorstand redigiert und mitunter zensiert wurden.

Dies konnte im Fall Emmy Krigar nachgewiesen werden, zu dem sich in den Akten des Archivs ein Ausschnitt eines Briefes fand, der umfassender war als der Abdruck in der Vereinszeitung.

So sparen alle untersuchten Quellen den Themenkomplex der venerischen, also der sexuell übertragbaren Krankheiten aus. Diese traten aber speziell aufgrund von interethnischen Kontakten in hohem Maß auch in Deutsch-Südwestafrika auf.[285] Eine Untersuchung der Akten des Gouvernements und des Auswärtigen Amtes im Hinblick auf den Umgang mit venerischen Erkrankungen in Deutsch-Südwestafrika erscheint aussichtsreich.

Beide Quellengattungen, Fotoalbum und veröffentlichte Briefe, dienten dazu, einen konkreten Eindruck von der Arbeit vor Ort zu vermitteln. Sowohl die Briefe als auch die Fotografien sparen ganze Themengebiete aus, wie im Detail aufgezeigt wurde: Die venerischen Erkrankungen erwähnt keine der Quellen und das Fotoalbum beschränkt sich auf die Darstellung der medizinischen Versorgung und der landschaftlichen Umgebung. Tätigkeiten wie Hebammendienst oder Kindergartenbetreuung entdeckt der Betrachter, wenn überhaupt, sehr dezimiert am Rande. Die Leser der Briefe hingegen erhalten ein subjektiv gefärbtes, zumeist positives Bild der Arbeit vor Ort ohne Kontextualisierung. Streitigkeiten vor Ort, die Belastung durch Mehrarbeit, die Wohnverhältnisse oder die hierarchischen Verhältnisse werden nur, wenn überhaupt, am Rand erwähnt.

Die Leser und Betrachter der Fotos sollen für eine große Idee geworben werden. Den in den Briefen dargestellten und damit dokumentierten Dienst galt es zur Gewinnung von Nachfolgekräften positiv darzustellen. Gerade das Fotoalbum diente dazu, den militärischen Angehörigen den Eindruck zu vermitteln, dass sie in guten Händen waren, wenn sie im Ausland Kriegsverletzungen oder andere mit der Dienstausübung verbundene Erkrankungen erleiden sollten.[286]

Hier zeigt sich einmal mehr das Ambitionsniveau der imperialen Idee: Alles, was das Gesamtbild konterkarieren könnte, blieb außen vor.

Die Selbstpräsentation des Vereins sollte vortrefflich sein, seine Darstellung nach außen signalisieren, dass er eben doch im Sinne der imperialen Idee des Deutschen Kaiserreich Großes arbeiten konnte und dass es ehrbar sei, hier mitzuwirken. Auch wenn die Realität vor Ort eine ganz andere war, sollte nach

285 Vgl. hierzu Wolfgang U. Eckart: Medizin und Kolonialimperialismus: Deutschland 1884–1945, S. 265–270.

286 Schlusstext des Fotoalbums von Sanitätsrat Dr. Schultze, letzte Seite.

außen und dem interessierten Publikum suggeriert werden, dass der Verein größtmöglichen Einfluss und enorme Wichtigkeit besaß.

Der Abgleich der untersuchten Quellen ermöglichte es, dem Alltagsgeschehen näherzukommen. Dabei trat das Ausmaß der Aufgaben in schwierigen, von Mangel geprägten Situationen zutage. Doch wichtiger als das sind die subjektiven Eindrücke und Erfahrungen der Krankenpflegerinnen, um sich der Wirklichkeit anzunähern: klimatische Herausforderungen, eigene Erkrankungen mit Infektionskrankheiten der Krankenpflegerinnen, persönliche Befindlichkeiten untereinander oder die Konkurrenz zur missionarischen Krankenpflege am Standort, Kindersterben, Kriegsverletzungen und mentale Belastungen durch existenziell bedrohliche Situationen während der kriegerischen Auseinandersetzungen im Zeitraum von 1904 bis 1907. Sie gehörten allesamt zum täglichen Krankenpflegealltag. Speziell die Wucht des Krieges im Herero-und-Nama-Genozid dürfte die Pflegerinnen unvorbereitet getroffen haben.

In den deutschen Kolonien lagen ganz spezielle Bedingungen vor, mit denen die Krankenpflegerinnen konfrontiert waren und auf die sich nicht besonders vorbereitet waren: Mischehen und venerische Erkrankungen, kriegerische Auseinandersetzungen, hierarchische Unterlegenheit der Pflegerinnen gegenüber Ärzten, die übervertragliche private Dienstleistungen verlangten. Hinzu kamen anstrengende klimatische Bedingungen und rudimentäre Unterbringungen. Gehaltszahlungen mussten zum Teil eingefordert werden.

Vor dem Hintergrund solcher, den redigierten und zensierten Briefen der veröffentlichten Vereinszeitung entnehmbaren Zustände lässt sich vermuten, dass das übermittelte (Selbst-)Bild und das tatsächliche Erleben der Krankenpflegerinnen noch weiter auseinanderklafften als zunächst angenommen. Offenbar war der Einfluss des Vereins auf die übergeordneten imperialen Bestrebungen des Deutschen Kaiserreichs sehr marginal.

Es konnte im Rahmen dieser Arbeit aufgezeigt werden, dass die Krankenpflegerinnen vor Ort als Instrument von übergeordneten imperialen und rassistischen Ideen fungierten.

Für den Vereinsvorstand waren sie die Eintrittskarte in hohe politische Kreise. Ihre Einflusssphäre war zu klein und ihre Anzahl zu gering, um Auswirkung auf die imperiale Idee des Deutschen Kaiserreichs zu haben. Der Verein stellte ein Elitenprojekt dar und nur die wenigsten der Mitglieder gingen tatsächlich raus in die Schutzgebiete. Wie beschrieben sind von rund 12.500 Mitgliedern letztlich 70 Krankenpflegerinnen tatsächlich in die deutschen Schutzgebiete ausgereist, in Deutsch-Südwestafrika waren maximal 20 Pflegerinnen zeitgleich vor Ort.

Die Pflege der indigenen Bevölkerung zeigt mindestens, dass der Dienst im Schutzgebiet seinen eigenen Regeln folgte beziehungsweise die rassistischen Diskurse des Deutschen Kaiserreichs gar nicht reflektiert wurden – der Dienst und die Fülle an Aufgaben ließ dies oftmals nicht zu.

Gleichzeitig aber gab der Verein dem Siedlungsprogramm des Deutschen Kaiserreichs ausdrücklich eine Absage und die Pflegerinnen agierten entgegen der imperialen Zivilisierungsmission, wenn sie auch indigenen Kranken die gleiche Pflege angedeihen ließen wie den deutschen. Für weiterführende Arbeiten wären Fragenstellungen im Diskursfeld der Rassenhygiene in der kolonialen Krankenpflege und rassenhygienischer Ideologeme in diesem Kontext denkbar. Diese Vorstellungen kursierten ab 1895 immer häufiger und standen im Widerstreit mit der Pflege indigenen Menschen in den Kolonien.

Festhalten lässt sich, dass die Frauen in Teilen die Möglichkeit hatten, im Sinne der rassistisch-kulturimperialistischen Botschaft auf die indigene Bevölkerung einzuwirken, beispielsweise, wenn sie indigene Helfer an ihrer Seite hatten. Doch auch hier dürfte ihr Einfluss – entgegen der subjektiven Erwartung – gering gewesen sein, wenn die Aufgaben quantitativ den Tag füllten und kaum Zeit für Erholung oder Ähnliches blieb. In anschließenden Untersuchen könnte hier fortführend gefragt werden, inwiefern der Einfluss derartiger Zivilisierungsbestrebungen auf die indigene Bevölkerung wirkten. Hier ist es interessant, nach beispielsweise auch Vorteilen der Pflegeeinrichtungen und damit einhergehende medizinische Standards für die indigene Bevölkerung zu fragen. Es steht zur Diskussion, ob die krankenpflegerische Versorgung für die indigene Bevölkerung einen nachhaltigen Nutzen hatte, wenngleich im Beispiel Deutsch-Südwestafrika gleichzeitig in kriegerischen Auseinandersetzungen ein Genozid begangen wurde.

In diesem Zusammenhang ist es lohnend, die Suche nach weiterem Quellenmaterial auszudehnen, um die indigene Perspektive auf die Krankenpflege in Deutsch-Südwestafrika einbeziehen zu können. Wie so oft bleiben die indigenen Helfer, welche am Rande Teil der vorliegenden Betrachtung waren, in den Quellen gesichts- und namenlos. Dies entspricht ihrer Rolle vor Ort allerdings nicht.

Die Ambivalenz von Ambitionsniveau und tatsächlichen Erfahrungen setzte den Einflussmöglichkeiten der einzelnen Krankenpflegerin auf die strategische Ausrichtung des Deutschen Kaiserreichs, aber auch denen des Vereins deutliche Grenzen. Andere Vereine wie beispielsweise die Deutsche Kolonialgesellschaft stützten möglicherweise die imperialen Bestrebungen in stärkerem Maße, was einer weiteren Untersuchung und eines Vergleichs bedarf.

Die vorliegende Arbeit zeigte auf, dass das Versprechen der Schutzgebiete, „persönliche wie kollektive Wünsche, Entwürfe und Konzeptionen"[287] zu bedienen, nicht trug. Wenn Osterhammel die Gründung des Roten Kreuzes noch das „moralische Korrektiv"[288] der Zeit nannte, kann das für den *Deutschen Frauenverein für Krankenpflege in den Kolonien*, wenn überhaupt, nur bedingt übernommen werden. Der Traum „von einer intakten Gesellschaft, die dem Einzelnen Freiheit und Sinngebung"[289] in der Kolonie suggerierte, erwies sich letztlich als trügerisch.

287 Kundrus, Birthe: Die imperialistischen Frauenverbände des Kaiserreichs, S. 3.
288 Osterhammel, Jürgen: Die Verwandlung der Welt. Eine Geschichte des 19. Jahrhunderts, S. 725.
289 Kundrus, Birthe: Die imperialistischen Frauenverbände des Kaiserreichs, S. 14.

Literaturverzeichnis

Archivalien

Fotoalbum des Sanitätsrates Dr. Schultze mit dem Titel „Das rote Kreuz in Deutsch-Südwest-Afrika 1904–1907 in Wort und Bild von Sanitätsrat Dr. Schultze" im Archiv des Deutschen Roten Kreuzes in Berlin-Lichterfelde.

Bundesarchiv, Berlin-Lichterfelde:

R 151 F 82610 – 82616	Frauenverein vom Roten Kreuz in den Kolonien.
R 8023 166a	Frauenverein für Krankenpflege in den Kolonien 1901–1910.
R 1001 8642	Lazarettwesen und Krankenpflege in den Kolonien. – Allgemeines.

Jacob-und-Wilhelm-Grimm-Zentrum, Berlin

Unter dem rothen Kreuz. Zeitschrift des Deutschen Frauen-Vereins für Krankenpflege in den Kolonien. XII (Oktober 1901): Schwesternbriefe, S. 120 f.

Unter dem roten Kreuz. Zeitschrift des Deutschen Frauen-Vereins für Krankenpflege in den Kolonien. XIII (August 1902): Schwesternbriefe, S. 81 f.

Unter dem roten Kreuz. Zeitschrift des Deutschen Frauen-Vereins für Krankenpflege in den Kolonien. XIV (März 1903): Übersicht der Verteilung unserer Pflegeschwestern, S. 1.

Unter dem roten Kreuz. Zeitschrift des Deutschen Frauen-Vereins für Krankenpflege in den Kolonien. XIV (April 1903): Schwesternbriefe, S. 2 f.

Unter dem roten Kreuz. Zeitschrift des Deutschen Frauen-Vereins für Krankenpflege in den Kolonien. XIV (Juli 1903): Schwesternbriefe, S. 83 f.

Unter dem roten Kreuz. Zeitschrift des Deutschen Frauen-Vereins für Krankenpflege in den Kolonien. XV (April 1904): Schwesternbriefe, S. 37 f.

Unter dem roten Kreuz. Zeitschrift des Deutschen Frauen-Vereins für Krankenpflege in den Kolonien. XV (Mai 1904): Schwesternbriefe, S. 46 f.

Unter dem roten Kreuz. Zeitschrift des Deutschen Frauen-Vereins für Krankenpflege in den Kolonien. XV (September 1904): Schwesternbriefe, S. 4 f.

Unter dem roten Kreuz. Zeitschrift des Deutschen Frauen-Vereins für Krankenpflege in den Kolonien. XVI (August 1905): Schwesternbriefe, S. 85 f.

Unter dem roten Kreuz. Zeitschrift des Deutschen Frauen-Vereins für Krankenpflege in den Kolonien. XVI (September 1905): Schwesternbriefe, S. 95 f.

Unter dem roten Kreuz. Zeitschrift des Deutschen Frauen-Vereins für Krankenpflege in den Kolonien. XX (Februar 1909): Fotografie, S. 18.

Unter dem roten Kreuz. Zeitschrift des Deutschen Frauen-Vereins für Krankenpflege in den Kolonien. XXI (März 1910): Titelblatt.

Quellen

Naarmann, Bernhard: Koloniale Arbeit unter dem Roten Kreuz. „Der Deutsche Frauenverein vom Roten Kreuz für die Kolonien“ zwischen 1888–1917. Dissertationsschrift 1986.

Reichstagsprotokolle der 124. und 133. Sitzung vom Januar und Februar 1902.

Statistisches Jahrbuch für das Deutsche Reich 1899, S. 158.

WD 2 – 067/21: Zur völkerrechtlichen Zulässigkeit von freiwilligen Entschädigungszahlungen an Herero und Nama in Namibia.

Literatur

Barth, Boris: Die Grenzen der Zivilisierungsmission. Rassenvorstellungen in den europäischen Siedlungskolonien Virginia, den Burenrepubliken und Deutsch-Südwestafrika, in: Barth, Boris; Osterhammel, Jürgen (Hg.): Zivilisierungsmissionen. Imperiale Weltverbesserung seit dem 18. Jahrhundert, Konstanz 2005, S. 203–228.

Bayly, Christopher A.: Die Geburt der modernen Welt. Eine Globalgeschichte 1780–1914, Frankfurt/New York 2008, S. 497

Brimnes, Niels: The Sympathizing Heart and the Healing Hand: Smallpox Prevention and Medical Benevolence in Early Colonial South India, in: Fischer-Tiné, Harald; Mann, Michael (Hg.): Colonialism as civilizing mission. Cultural Ideology in British India, London 2004, S. 191–204.

Brocks, Christine: Bildquellen der Neuzeit, Paderborn 2012.

Drummond, Elisabeth A.: „Durch die Liebe Stark, deutsch bis ins Mark“: Weiblicher Kulturimperialismus und der deutsche Frauenverein für die Ostmarken, in: Planert, Ute (Hg.): Nation, Politik und Geschlecht, Frauenbewegungen und Nationalismus in der Moderne, Frankfurt u. a. 2000, S. 147–164.

Eckart, Wolfgang U.: Medizin und Kolonialimperialismus. Deutschland 1884–1945, Paderborn und München 1997.

Eckart, Wolfgang U.: Die vaterländischen Frauenvereine des Roten Kreuzes am Beispiel des Frauenvereins für die Krankenpflege in den Kolonien, in: Eckart, Wolfgang U.; Osten, Philipp (Hg.): Schlachtschrecken – Konventionen: Das rote Kreuz und die Erfindung der Menschlichkeit im Kriege, Herbolzheim 2011, S. 89–106.

Jäger, Jens: Photographie: Bilder der Neuzeit: Einführung in die historische Bildforschung, Tübingen 2000.

Jäger, Jens: Fotografie und Geschichte, Frankfurt, New York 2009.

Jäger, Jens: Fotografie als historisches Dokument, in: Fotogeschichte: Beiträge zur Geschichte der Ästhetik und Fotografie, Bd. 32, Heft 124, Frankfurt am Main 2012, S. 13–18.

Kundrus, Birthe: Die imperialistischen Frauenverbände des Kaiserreichs. Koloniale Phantasie- und Realgeschichte im Verein, in: Basler Afrika Bibliographien, Working Paper Nr. 3, Basel 2005.

Lindner, Ulrike: Koloniale Begegnungen. Deutschland und Großbritannien als Imperialmächte in Afrika 1880–1914, New York 2011.

Loosen, Livia: Trägerinnen deutscher Bildung, deutscher Zucht und Sitte. Alltag und Rollenbild deutscher Frauen in den Südseekolonien des Kaiserreichs, in: Bechhaus-Gerst, Marianne u. a. (Hg.): Frauen in den deutschen Kolonien, Berlin 2009, S. 40–49.

Maynes, Mary Jo: Girlhood in Modern European History. (Proto-) Industrialisation, Consumption, Marriage, and Selfhood, ca. 1750–1900 Contribution to the web-feature "European history – gender history", in: Themenportal Europäische Geschichte, 2009, www.europa.clio-online.de/essay/id/fdae-1501.

Mommsen, Wolfgang J. u. a. (Hg.): Die Entstehung des Wohlfahrtsstaates in Großbritannien und Deutschland 1850–1950, Stuttgart 1982.

O'Donnell, K. Molly: The Servants of Empire. Sponsored German Women's Colonization in Southwest-Africa 1896–1945, New York 2023.

Osterhammel, Jürgen: Die Verwandlung der Welt. Eine Geschichte des 19. Jahrhunderts, München 2009.

Planert, Ute: Antifeminismus im Kaiserreich. Diskurs, soziale Formation und politische Mentalität, Tübingen 1996.

Planert, Ute: Nationalismus und weibliche Politik: Zur Einführung, in: Planert, Ute (Hg.): Nation, Politik und Geschlecht, Frauenbewegungen und Nationalismus in der Moderne, Frankfurt u. a. 2000, S. 9–20.

Riesenberger, Dieter: Das Internationale Rote Kreuz 1863–1977 — Für Humanität in Krieg und Frieden, Göttingen 1992.

Schomann, Stefan: Im Zeichen der Menschlichkeit. Geschichte und Gegenwart des Deutschen Roten Kreuzes, München 2013.

Schubert, Klaus; Klein, Martina: Das Politiklexikon, Bonn 2020.

Schweig, Nicole: Weltliche Krankenpflege in den deutschen Kolonien Afrikas 1884–1918, Frankfurt am Main 2012.

Stiegler, Bernd: Zeigen Fotografien Geschichte?, in: Fotogeschichte: Beiträge zur Geschichte der Ästhetik und Fotografie, Bd. 25, Heft 95, Frankfurt am Main 2005, S. 3–14.

Stiegler, Bernd: Montagen des Realen: Photographie als Reflexionsmedium und Kulturtechnik, Paderborn 2009.

Stoler, Ann Laura: Rethinking Colonial Categories: European Communities and the Boundaries of Rule, in: Comparitive Studies in Society and History, Vol. 31, No.1, S. 134–161.

Süchting-Hänger, Andrea: Das „Gewissen der Nation". Nationales Engagement und politisches Handeln konservativer Frauenorganisationen 1900 bis 1937, Düsseldorf 2002.

Tennstedt, Florian u. a.: Geschichte der Armenfürsorge in Deutschland, Band 2, Fürsorge und Wohlfahrtspflege 1871–1929, Mainz u. a. 1988.

Wehler, Hans-Ulrich: Bismarck und der Imperialismus, Frankfurt am Main 1985.

Wehler, Hans-Ulrich: Imperialismus, Köln 1970.

Wallace, Marion: A history of Namibia: from the beginning to 1990, London 2011.

Wildenthal, Lora: German Women for Empire 1884–1945, London 2001.

Webseiten

Genfer Abkommen unter: https://www.drk.de/das-drk/auftrag-ziele-aufgaben-und-selbstverstaendnis-des-drk/humanitaeres-voelkerrecht-im-kontext-des-drk/genfer-abkommen/.

https://statistik.arbeitsagentur.de/DE/Statischer-Content/Statistiken/Themen-im-Fokus/Berufe/Generische-Publikationen/Altenpflege.pdf?__blob=publicationFile#:~:text=2022%20waren%20mehr%20als%204,in%20der%20Pflege%20überdurchschnittlich%20zu.

Informationen des Robert-Koch-Instituts unter: https://www.rki.de/DE/Content/Infekt/EpidBull/Merkblaetter/Ratgeber_Typhus_Paratyphus.html#doc2374542bodyText3. Zuletzt abgerufen am 02.10.2023, 20:41 Uhr.

Themenportal Europäische Geschichte: www.europa.clio-online.de/essay/id/fdae-1501.

Anhang

Anhang 1

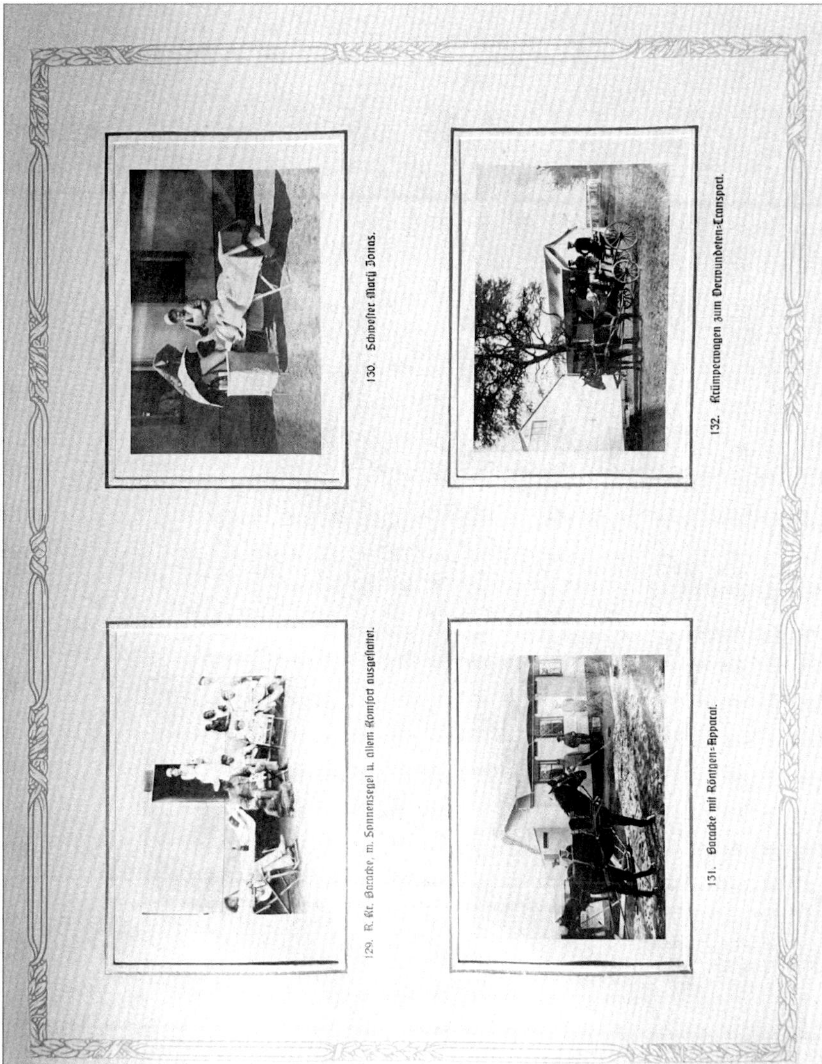

Bild 129 im Fotoalbum von Sanitätsrat Dr. Schultze

Anhang 2

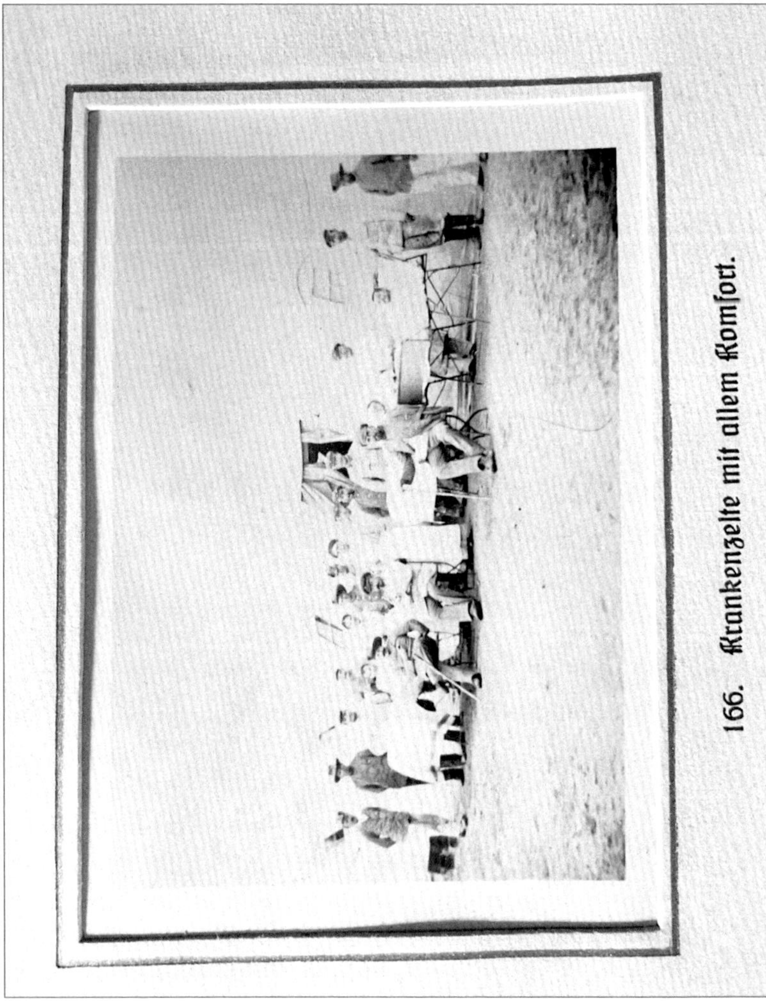

Bild 166 im Fotoalbum von Sanitätsrat Dr. Schultze

Anhang 3

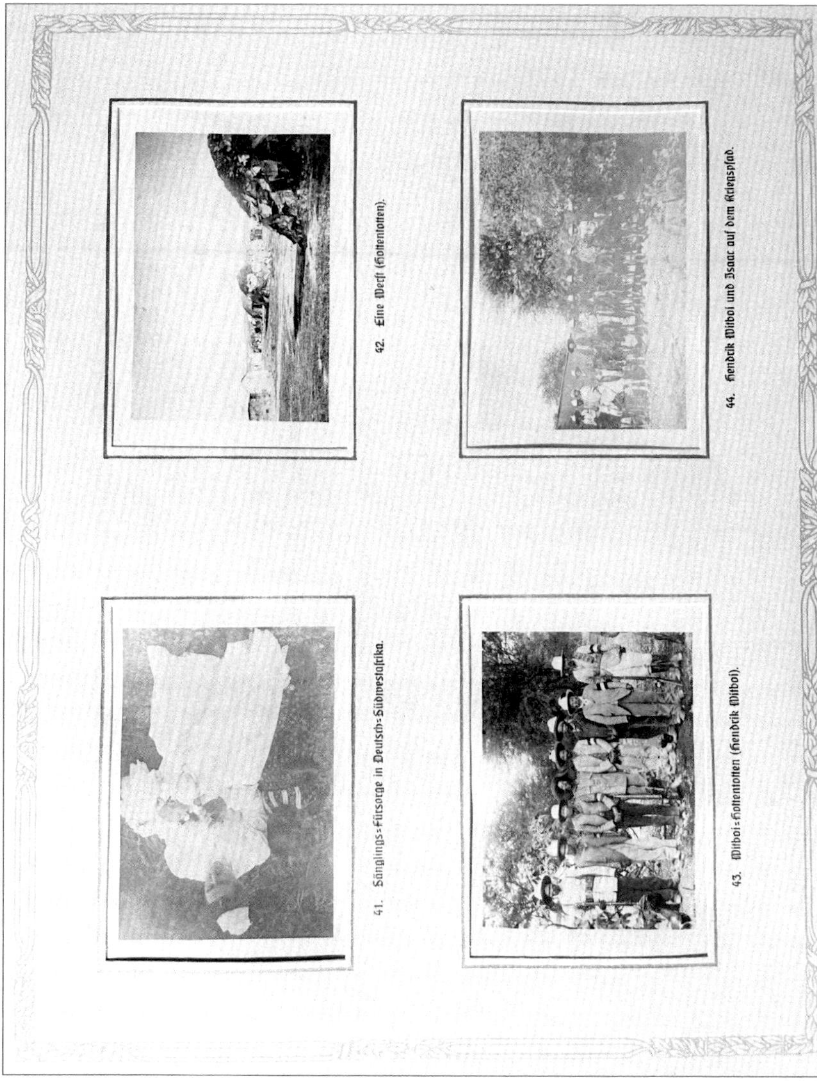

Bild 41 im Fotoalbum von Sanitätsrat Dr. Schultze

Anhang 4

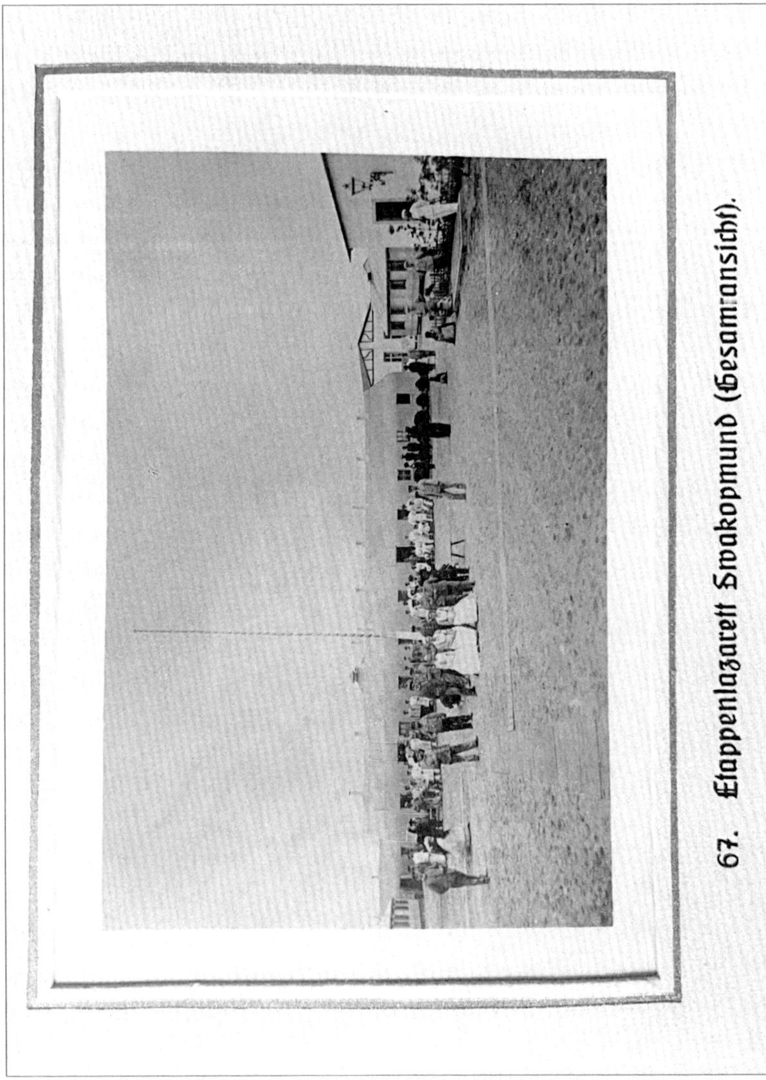

Bild 67 des Fotoalbums von Sanitätsrat Dr. Schultze

Anhang 5

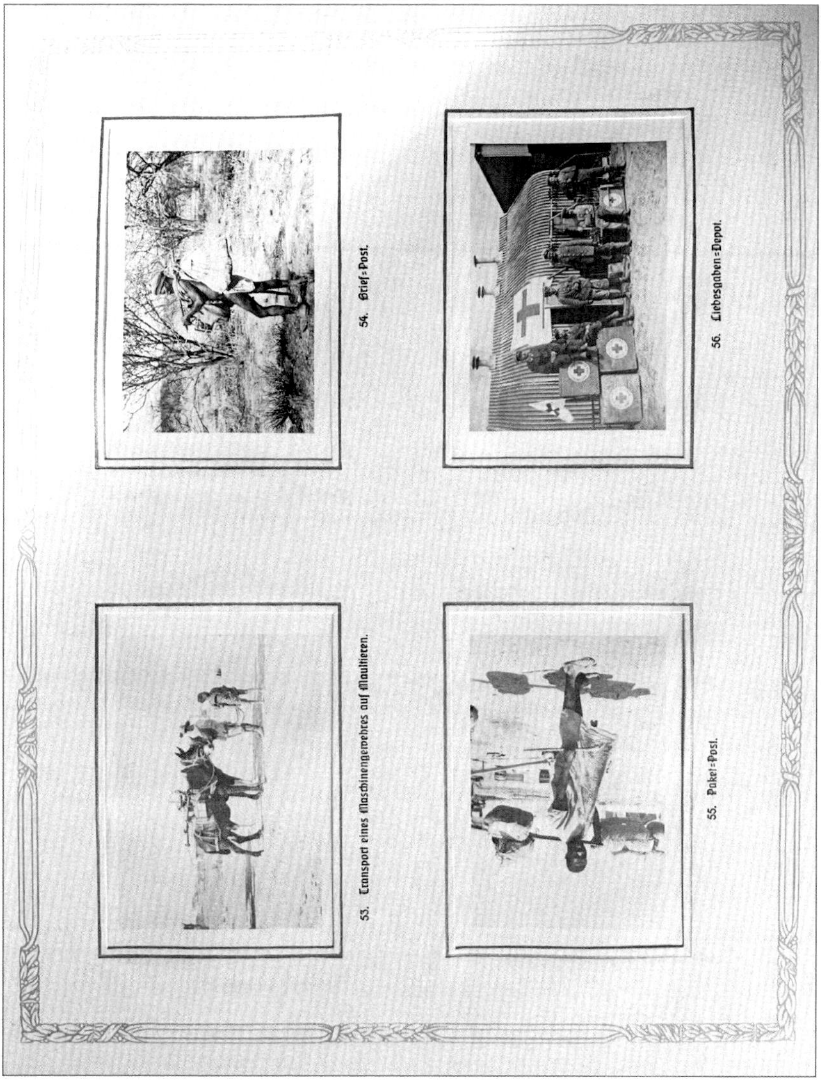
53. Transport eines Maschinengewehres auf Maultieren.
54. Brief-Post.
55. Paket-Post.
56. Liebesgaben-Depot.

Bild 56 im Fotoalbum von Sanitätsrat Dr. Schultze

Anhang 6

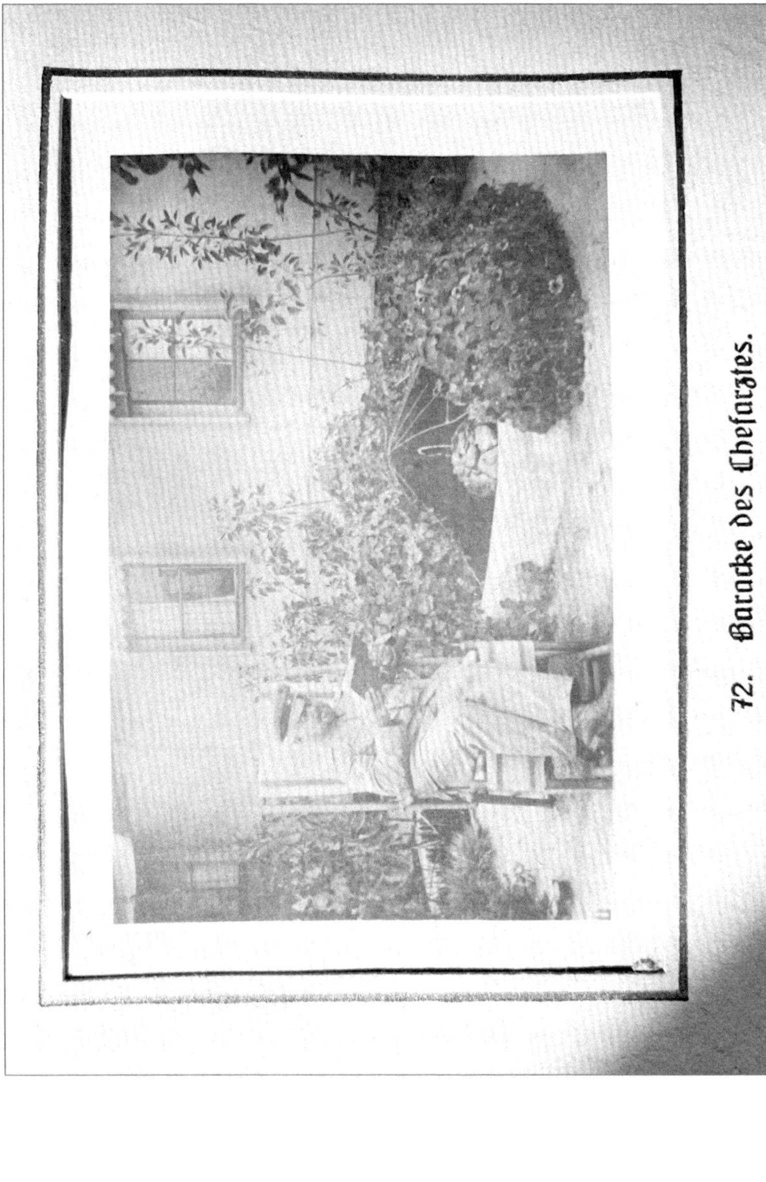

Bild 72 im Fotoalbum von Sanitätsrat Dr. Schultze

Anhang 7

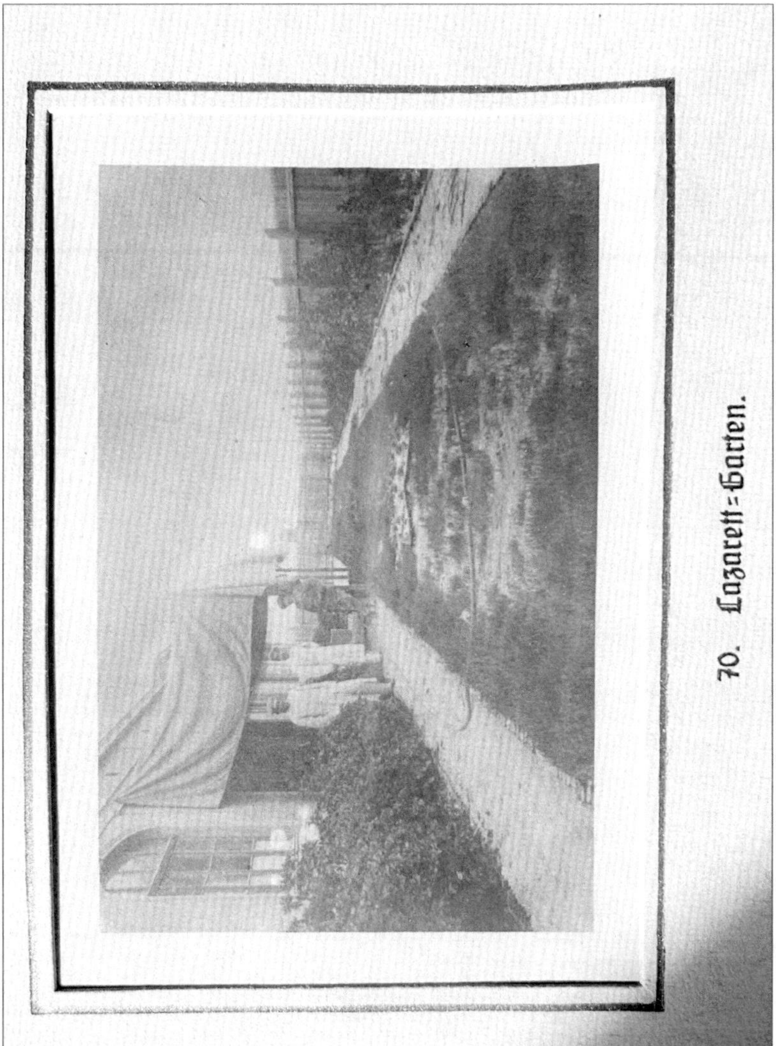

Bild 70 im Fotoalbum von Sanitätsrat Dr. Schultze

Anhang 8

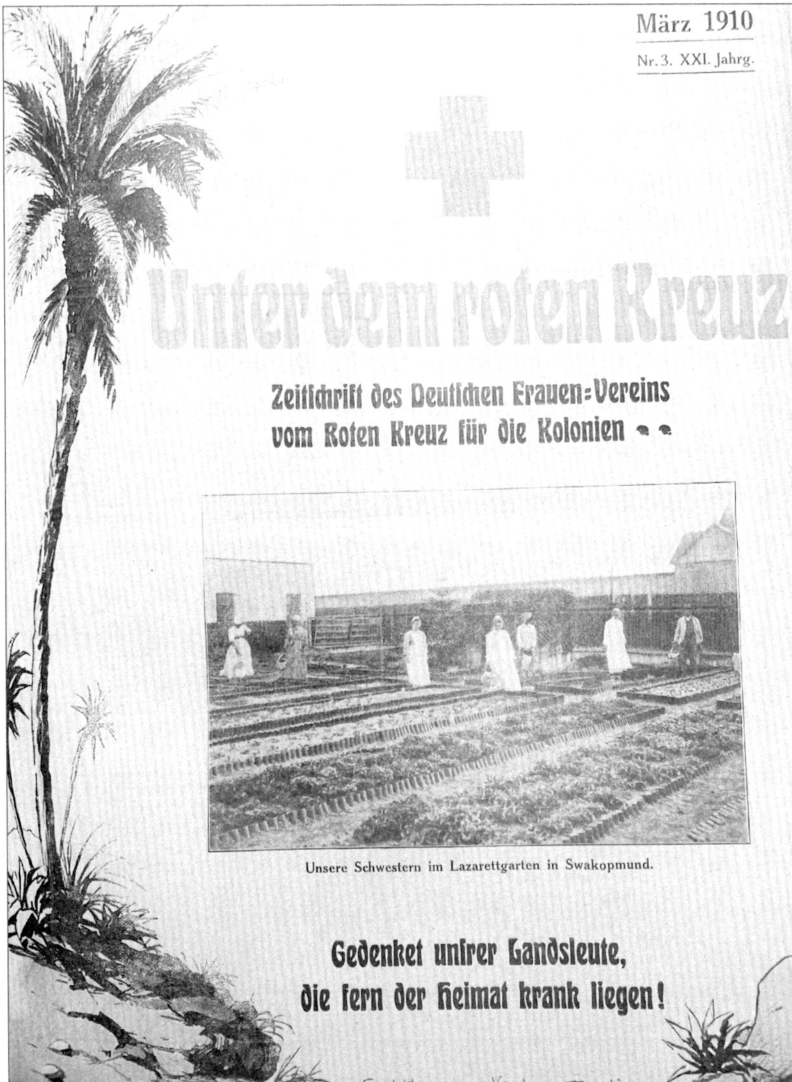

Titelbild „Unter dem roten Kreuz", XXI. Jahrgang. März 1910

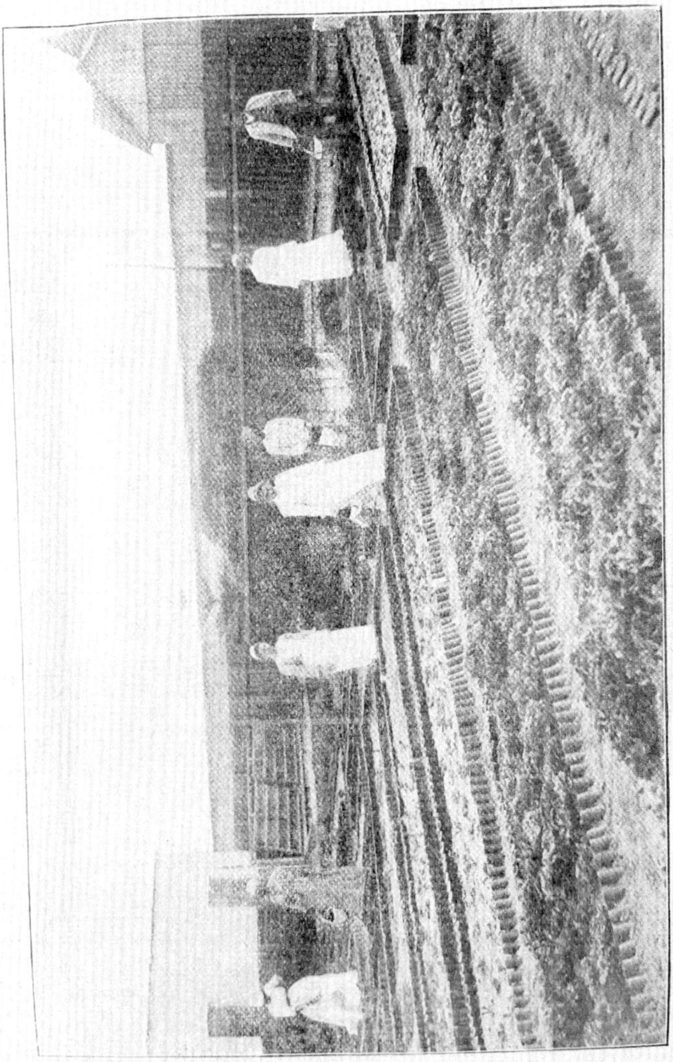

Unsere Schwestern im Lazarettgarten in Swakopmund.

Anhang 9

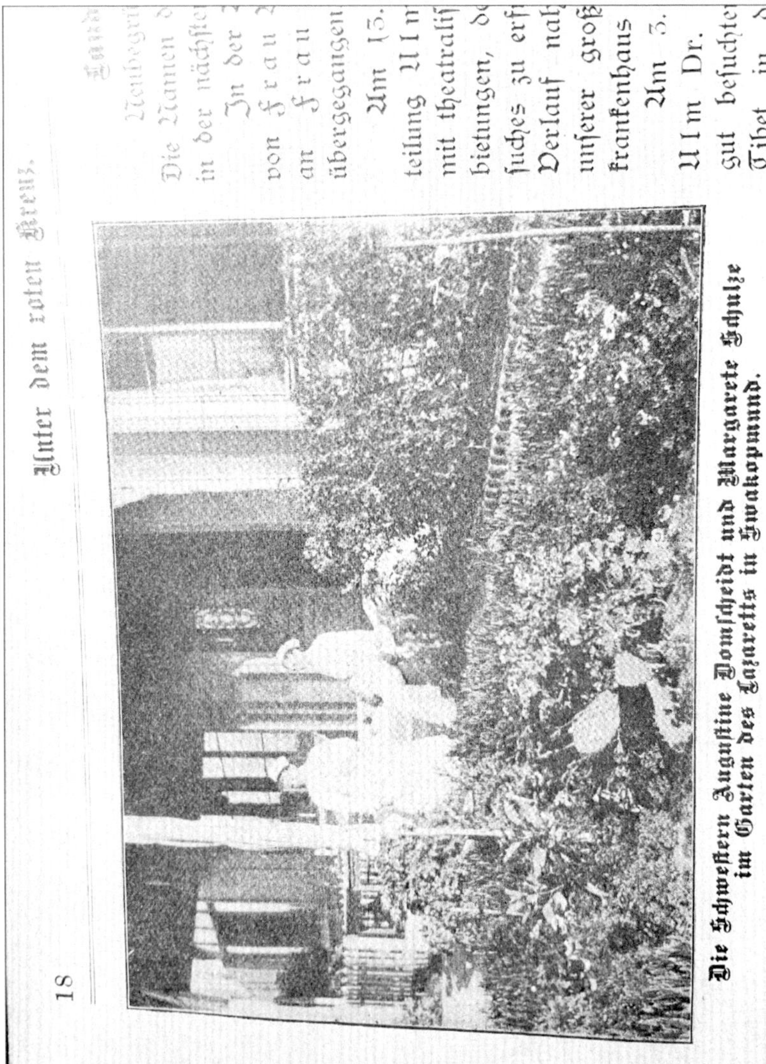

18 Unter dem roten Kreuz.

Die Schweſtern Auguſtine Donſcheidt und Margarete Schulze im Garten des Lazaretts in Swakopmund.

Fotografie „Unter dem roten Kreuz", XX. Jahrgang, Februar 1909

Anhang 10

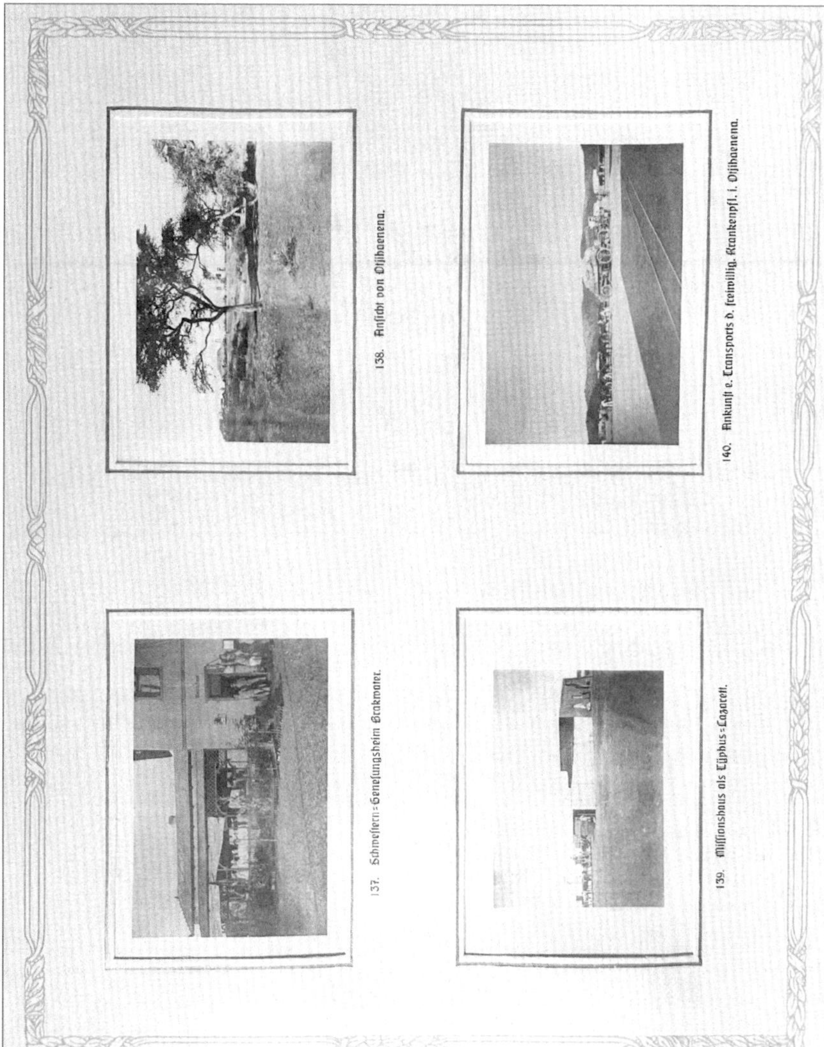

Bild 137 im Fotoalbum von Sanitätsrat Dr. Schultze